CB077733

SPA EM CASA

RECEITAS DE SAÚDE

Márcia Regina Dal Medico

SPA EM CASA

RECEITAS DE SAÚDE

São Paulo

EDITORA ALAÚDE

O texto deste livro foi fixado conforme o acordo ortográfico vigente no Brasil desde 1º de janeiro de 2009.

PRODUÇÃO EDITORIAL:
Editora Alaúde

INDICAÇÃO EDITORIAL:
Joaci Pereira Furtado

1ª edição, 2008 / 1ª reimpressão, 2009 / 2ª reimpressão, 2011

Dados Internacionais de Catalogação na Publicação (CIP)
(Câmara Brasileira do Livro, SP, Brasil)

Dal Medico, Márcia Regina
SPA em casa : receitas de saúde / Márcia Regina Dal Medico. -- São Paulo : Alaúde Editorial, 2008.

ISBN: 978-85-98497-87-7

1. Alimentos 2. Emagrecimento 3. Hábitos alimentares 4. Nutrição 5. Saúde - Aspectos nutricionais 6. Qualidade de vida I. Título.

CDD-613.2
08-02566 NLM-QU 145

Índices para catálogo sistemático:
1. Alimentos : Nutrição aplicada : Ciências médicas 613.2

2011
Alaúde Editorial Ltda.
Rua Hildebrando Thomaz de Carvalho, 60
04012-120, São Paulo, SP
Tel.: (11) 5572-9474 e 5579-6757
www.alaude.com.br

Agradecimentos

A Deus, que me orientou em todos os momentos difíceis e promoveu instantes de inspiração.

Aos meus pais, Roberto Antonio Dal Medico e Iara Gatto Dal Medico, que sempre estiveram ao meu lado apoiando, incansavelmente, o meu sonho que é a Nutrição.

Ao meu irmão, Marcos Roberto Dal Medico, em quem me espelho e de quem admiro a garra, confiança e determinação.

Ao meu esposo, Matheus Pessote Verdi, pelo incentivo e auxílio na elaboração deste livro, além de me apoiar em todos os momentos difíceis.

Aos meus amigos, Gorete e Paulo Guilherme, que, com seu vigor e determinação, me inspiram a buscar a ampliação dos conhecimentos, direcionando meu olhar repleto de realizações ao horizonte.

Aos proprietários do Spa Jardim da Serra, Sonia Cristina de Jesus Covalenco e Antonio Carlos Sandin, pelo incentivo e dedicação para a realização deste trabalho.

Às colaboradoras Guacira Alves de Almeida, Márcia Cristina Corrêa e Roselene Valota Alves, que auxiliaram na elaboração das receitas.

Sem sonhos, a vida não tem brilho.
Sem metas, os sonhos não tê m alicerces.
Sem prioridades, os sonhos não se tornam reais.
Sonhe, trace metas, estabeleça prioridades e corra riscos
para executar seus sonhos.
Melhor é errar por tentar do que errar por se omitir!
Não tenha medo dos tropeços da jornada.
Não se esqueça de que você, ainda que incompleto,
foi o maior aventureiro da História.

Augusto Cury

Sumário

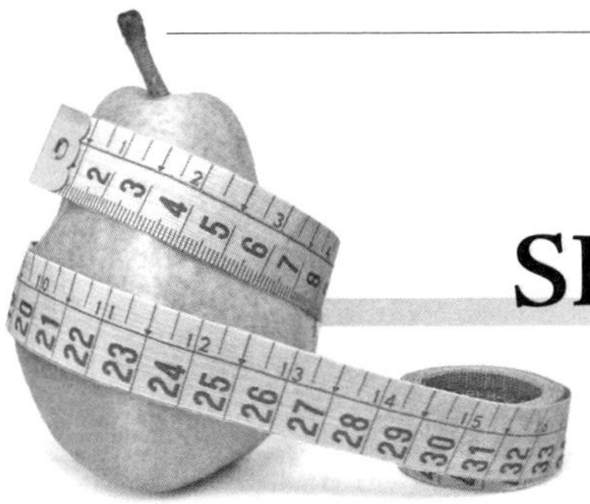

CAPÍTULO 1

SPA e saúde

A saúde é um valioso patrimônio pelo qual precisamos zelar e ao qual devemos dar valor. O corpo humano é um templo sábio, que funciona adequadamente se não tiver de passar por privações ou exageros. Não se pode compreender ou transformar a situação de saúde de um indivíduo ou de uma coletividade sem levar em conta que ela é produzida nas relações com o meio físico, social e cultural.

Vários são os mecanismos relacionados e determinantes das condições de saúde, incluindo os condicionantes biológicos, como idade, sexo e características pessoais, que podem estar relacionadas à herança genética; o meio físico, ou seja, condições geográficas, fontes de água para consumo, disponibilidade e qualidade dos alimentos, condições de habitação; assim como os meios socioeconômico e cultural, que denotam os níveis de ocupação e renda, o acesso à educação formal e ao lazer, hábitos e formas de relacionamento interpessoal e a possibilidade de acesso aos serviços que promovem e recuperam a saúde.

Alimentação e cultura são temas que vêm preocupando não só os antropólogos, mas também os estudiosos de nutrição. São uma espécie de *alfa e ômega,* pois, investigando-se o passado, é possível estabelecer dados mais seguros para o futuro. Estudos sistematizados da conduta humana em relação à alimentação comprovam que o hábito alimentar é parte inseparável de uma forma de viver a vida e da saúde que advém disso.

Nota-se que os hábitos alimentares estão intrinsecamente ligados aos costumes e aos valores culturais de cada povo em particular. Povos primitivos já estabeleciam certas restrições alimentares na gestação, no puerpério e na menstruação, por exemplo. A medicina empírica conferia importante valor aos alimentos, prescrevendo espécies de dietas para diversos males.

Realizando uma retrospectiva histórica e perpassando referências à conduta e às crenças em relação aos alimentos, é notável que alguns aspectos implicam em diferentes formas de viver e de se alimentar.

Mas, não há dúvida de que a saúde está intimamente ligada à dieta e aos hábitos alimentares das pessoas. Maus hábitos alimentares interferem na saúde e reduzem a vitalidade e a energia. Para recuperar a saúde, é indiscutível que se deve rever os hábitos alimentares.

Para mudar hábitos, deve-se deixar de lado as inúmeras desculpas para a indisciplina alimentar. Não é fácil mudar costumes herdados e arquivados em nossa memória; entretanto, é necessária a conscientização e a ação para interromper e incorporar, diariamente, novos hábitos alimentares e de vida, e nisso se incluem as chamadas dietas.

Mas o que é fazer dieta? Por que fazê-la? Para que fazê-la? Quais são os males de uma dieta restritiva?

Essas perguntas devem ser devidamente respondidas com a consciência dos danos que podem ocorrer à saúde se uma dieta for feita de maneira incorreta, e se for muito restritiva, esquecendo-se da qualidade e quantidade alimentar. Dentre as estratégias para mudar os hábitos alimentares, pode-se frequentar um SPA, que possibilita iniciar uma reeducação alimentar. O dia a dia alimentar de um SPA oferece uma determinada quantidade calórica previamente estabelecida por uma avaliação profissional, distribuída em seis refeições diárias que respeitam o objetivo de cada pessoa, além de individualizar o tratamento dietético e, consequentemente, promover um resultado satisfatório.

No entanto, nenhuma mudança é iniciada sem nos conscientizarmos da necessidade de melhorar nossa qualidade de vida. Além disso, outras ações importantes são realizadas em um SPA, como atividades físicas e recreativas, hidroterapia, terapias corporais e faciais, etc.

O que é SPA?

A palavra *SPA* é originária do latim *Sanus Per Acqua,* ou seja, *saúde pela água;* também deriva da cidade de Spa-Francorchamp, estação de águas na Bélgica.

Na era pré-histórica, a água era utilizada para efeitos terapêuticos, em feridas, promovendo uma rápida cicatrização. Na Antiguidade, na cidade da Caldeia, na Pérsia e no Egito, existiam construções especiais e balneários públicos. Na Suíça, existem encanamentos na região das fontes naturais de águas quentes.

O banho sempre foi praticado pelos povos no decorrer da História por motivos higiênicos, religiosos, por prazer e também com finalidades terapêuticas. As terapias nas termas e balneários eram acompanhadas de massagens e dietas. Em todo o Império Romano, perto de fontes e poços de água mineral, havia termas para combater a fadiga, avivar as energias, curar as feridas e tratar dos males crônicos. Eram frequentadas com entusiasmo não só pelos nobres, mas também pelos soldados e por todos os cidadãos. Muitos cidadãos ricos tinham seus banhos privados.

Os banhos romanos consistiam em banhos de água fria em pequenas piscinas para nadar, mas a influência grega fez com que também usassem o banho a vapor para abrir os poros da pele e induzir a transpiração. Houve, ao longo dos períodos históricos, várias concepções a respeito do poder de cura das águas. No entanto, foram substituídas gradativamente por bases científicas e conhecimentos médicos.

A modernidade fez com que a água medicinal deixasse de ser o sinônimo de SPA, que agora tem o sentido de centros de emagrecimento, de dietas e de descanso para combater o estresse.

Entre os métodos oferecidos em sistemas de SPA podemos destacar as dietas balanceadas (ou naturalistas, ou vegetarianas), terapias corporais como a hidroterapia, terapia com argila, talassoterapia ("talasso" vem do grego e significa mar), bronzeamento artificial, massagens, etc.

Este livro foi elaborado com base em uma vasta bibliografia e em pesquisas atuais, e destina-se exatamente a auxiliar na busca incessante da melhoria dos hábitos alimentares. Alimentar-se com sabedoria faz parte da meta que devemos traçar e alcançar com garra. Vencer é reconhecer nossos limites e não desistir, pois cometer erros e falhas faz parte da jornada da vida. Dar valor ao seu "templo" é reconhecer o verdadeiro sentido da vida e da felicidade.

CAPÍTULO 2

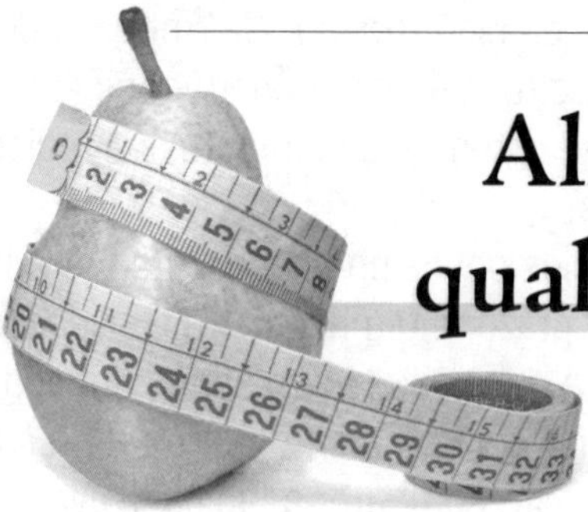

Alimentação e qualidade de vida

Atualmente, a humanidade está voltada para a cultura da valorização do próprio corpo, que se soma à exuberância e à variedade de alimentos dispostos em prateleiras de supermercados, fazendo com que as pessoas tenham complexos e desejos voltados para a conquista de um corpo perfeito. Antes de cedermos a essa conquista, devemos lembrar que a saúde é um valioso patrimônio, e precisamos zelar por ele.

Será que nos preocupamos com nossa qualidade de vida? Sabe-se que há várias estratégias para isso, mas se deve compreender que viver com qualidade é saber manter o equilíbrio no dia a dia entre as pressões internas e externas, tornando-se mais consciente de si, das outras pessoas e do próprio ambiente.

Atualmente, muito se fala sobre qualidade de vida, e várias são as maneiras para se buscar melhores hábitos, principalmente os alimentares. Mas esses hábitos estão diretamente ligados a fatores psicológicos, orgânicos, culturais, econômicos, etc. Além disso, sabe-se que muitos possuem os conhecimentos necessários para a melhoria da sua alimentação, mas são resistentes à ajuda dos profissionais da área. Por que não colocar em prática esses conhecimentos?

Para isso, é preciso se conscientizar de que os bons hábitos auxiliam na determinação da saúde, considerando-se a real importância do alimento no organismo. Segundo o *Grupo de Qualidade de Vida* da divisão de *Saúde Mental* da Organização Mundial de Saúde (OMS), a definição de qualidade de vida é *a percepção do indivíduo de sua posição na vida no contexto da cultura e do sistema de valores nos quais ele vive, e em relação aos seus objetivos, expectativas, padrões e preocupações.*

Mas como mudar hábitos alimentares? Para iniciar mudanças nos hábitos alimentares é importante conhecer um pouco mais sobre nutrição e alimentação, além de selecionar os alimentos necessários para obter uma alimentação saudável.

Nutrição

É a ciência do alimento, dos nutrientes e de outras substâncias afins, de sua atuação, interação e balanço em relação à saúde e à enfermidade, e o processo pelo qual o organismo ingere, digere, absorve, transporta, utiliza e excreta as substâncias alimentares. Ademais, a nutrição deve estar relacionada a implicações sociais, econômicas, culturais e psicológicas do alimento e da alimentação.

Alimentação

É o mecanismo pelo qual o organismo recebe os nutrientes necessários para sua manutenção.

Nutrientes

São substâncias essenciais para a saúde, encontradas nos alimentos, sejam eles de origem animal ou vegetal. Classificam-se em:

- **Proteínas**: promovem o crescimento, o desenvolvimento e a renovação dos tecidos.
- **Carboidratos**: fornecem energia para o funcionamento do organismo para as atividades diárias e produção de calor do corpo.
- **Gorduras**: fornecem energia e ajudam no transporte das vitaminas A, D, E, K.
- **Vitaminas e sais minerais**: regulam as funções do organismo ajudando no seu bom funcionamento.
- **Fibras**: ajudam no bom funcionamento do intestino, e auxiliam na prevenção de doenças como o colesterol e diabetes, entre outras.

- **Água**: importante para a manutenção da vida. Hidrata o organismo e transporta os nutrientes.

Classificação dos alimentos

Os alimentos podem ser agrupados de acordo com a função que exercem, e são classificados em reguladores, energéticos e construtores:

- **Reguladores**: são ricos em vitaminas e minerais e regulam o funcionamento do organismo. São as verduras, legumes e frutas.
- **Energéticos**: são alimentos que se transformam em glicose e fornecem energia para o bom funcionamento do organismo, produção de calor corporal e para as atividades diárias. Suas fontes são pães, massas, cereais e raízes. Os cereais integrais são fontes ricas também de fibras alimentares, que permitem o bom funcionamento do intestino e auxiliam na prevenção de algumas doenças.
- **Construtores**: fornecem proteínas, cálcio, mas também são fontes de açúcares e gorduras. São importantes para a formação e manutenção dos ossos. Esse grupo é composto por leite (e derivados), carnes, ovos, feijões, nozes e amendoim. As carnes, ovos, feijões, nozes e amendoim são também fontes de ferro e zinco e têm considerável teor de gordura.

Esquemas de classificação

Em 1992, a orientação do Departamento de Agricultura e do Departamento de Recursos Humanos e Saúde foi utilizar a Pirâmide de Alimentos, que substituiu a antiga Roda de Alimentos, para melhor visualizar a classificação e as necessidades dos alimentos.

- **Roda de alimentos**: ensina a adequação dos nutrientes para evitar as deficiências nutricionais.
- **Pirâmide de alimentos**: é uma ferramenta didática nutricional simples, prática e efetiva, que promove melhor entendimento do que é uma alimentação saudável. Mostra a dieta como um todo, e não como uma dieta base, apresentando a variedade dos alimentos e garantindo os nutrientes necessários em proporção e moderação para delinear maior da qualidade de vida.

Roda de alimentos

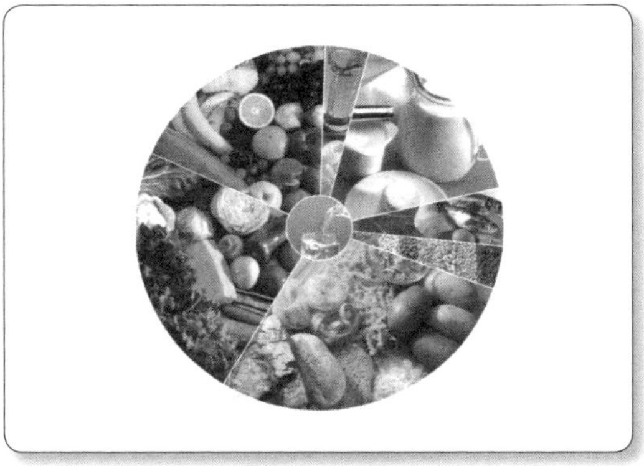

Pirâmide de alimentos

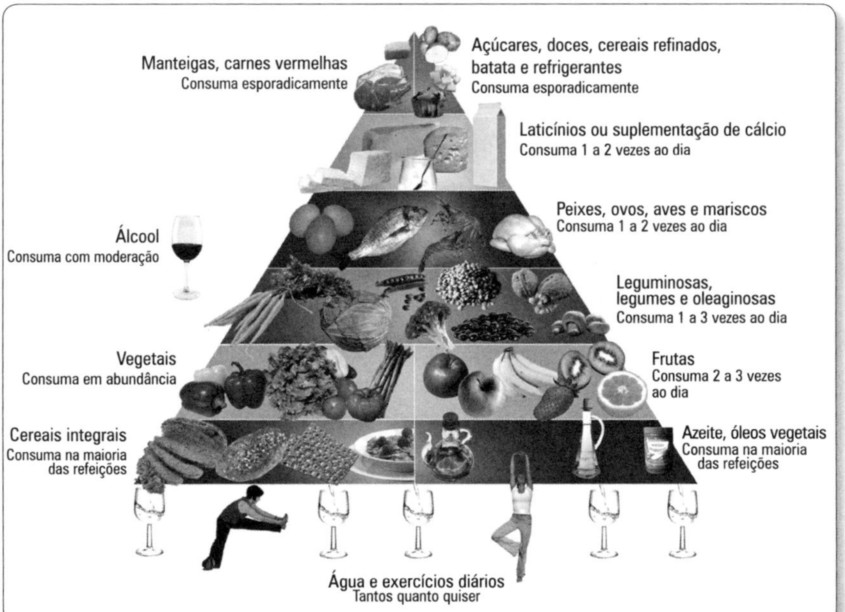
Manteigas, carnes vermelhas
Consuma esporadicamente
Açúcares, doces, cereais refinados, batata e refrigerantes
Consuma esporadicamente
Laticínios ou suplementação de cálcio
Consuma 1 a 2 vezes ao dia
Peixes, ovos, aves e mariscos
Consuma 1 a 2 vezes ao dia
Álcool
Consuma com moderação
Leguminosas, legumes e oleaginosas
Consuma 1 a 3 vezes ao dia
Vegetais
Consuma em abundância
Frutas
Consuma 2 a 3 vezes ao dia
Cereais integrais
Consuma na maioria das refeições
Azeite, óleos vegetais
Consuma na maioria das refeições
Água e exercícios diários
Tantos quanto quiser

Calorias

Representam a quantidade de energia que os alimentos liberam para que nosso organismo utilize como combustível para realizar suas funções. Como regra geral:

- 1 grama de carboidrato = 4 calorias
- 1 grama de proteína = 4 calorias
- 1 grama de gordura = 9 calorias

Exemplo: em cada 100 gramas de banana há 97,2 calorias, pois:

22,2 g de carboidrato x 4 calorias = 88,8 calorias
1,2 g de proteína x 4 calorias = 4,8 calorias
0,4 g de gordura x 9 calorias = 3,6 calorias
total = 97,2 calorias

As pessoas têm necessidades energéticas diferentes

A quantidade de calorias que cada pessoa precisa ingerir varia conforme a idade, sexo, peso, altura e atividade física (ou trabalho) que desempenha. O **valor energético total (vet)** é a quantidade de energia que compõe a alimentação diária de uma pessoa.

Alimentação equilibrada

Alimentação equilibrada é aquela que fornece todos os nutrientes na quantidade e na proporção adequadas ao organismo.

Digestão dos alimentos

Os alimentos não são digeridos e absorvidos na forma como são ingeridos. Eles devem ser quebrados em pequenas partículas de nutrientes antes de serem absorvidos pelo sangue e levados às células para sua nutrição e reprodução.

Na boca, no estômago e no intestino delgado há pequenas glândulas que produzem líquidos específicos, que são utilizados na digestão dos alimentos. O fígado e o pâncreas também produzem líquidos utilizados na digestão.

O sistema nervoso e o sistema circulatório desempenham um papel importante para o funcionamento do sistema digestório e, por isso, deve-se procurar manter sempre o equilíbrio físico e mental.

O processo de digestão inicia-se na boca com a mastigação, e se completa no intestino delgado. Após a mastigação, o alimento é deglutido (engolido) já em pedaços menores, seguindo pelo esôfago (órgão que transporta o alimento) para o estômago. No final do esôfago e na entrada do estômago, existe uma válvula que permanece fechada e, quando o alimento se aproxima, ela se abre permitindo a passagem do alimento para o estômago.

O alimento entra no estômago, que tem várias funções: reservatório de alimento (armazenamento), mistura dos alimentos com os sucos digestivos produzidos pelo estômago, e liberação dos alimentos (esvaziamento do estômago), que já foram parcialmente digeridos, para o intestino delgado. Ao chegar ao intestino delgado, o bolo alimentar sofre a ação dos sucos digestivos produzidos pelo pâncreas, fígado e intestino, e é empurrado ao longo do intestino dando espaço a mais alimento vindo do estômago. Logo, todos os nutrientes já digeridos serão absorvidos pela parede do intestino delgado pelas chamadas células de absorção.

A parte que não é digerida (fibras e restos celulares da mucosa do intestino) é levada para o intestino grosso para ser expelida pelo processo de evacuação. A água, as vitaminas e os sais minerais são absorvidos no intestino delgado. Todo o material absorvido atravessa a parede do intestino delgado até chegar ao sangue, pelo qual será levado às outras partes do corpo para ser armazenado, ou sofrer outras modificações químicas.

Diferença entre alimentos *diet* e *light*

Diet

O alimento *diet* é indicado para indivíduos que apresentam doenças em que um determinado componente alimentar não pode ser ingerido, ou que deve ser consumido em quantidades limitadas. Exemplo: açúcar, no caso do diabético, sódio para os hipertensos, colesterol para os que possuem altas taxas de colesterol no sangue, proteínas para os portadores de insuficiência renal, etc. Portanto, se um alimento contiver uma quantidade de açúcar, sódio, colesterol ou proteína abaixo do limite estabelecido pela legislação, ele pode ser classificado comercialmente como *diet.* Basta que um desses componentes esteja abaixo do limite. Sendo assim, um alimento que não contém açúcar, mas que apresenta uma grande quantidade de gordura, é considerado *diet*, mesmo tendo uma quantidade de calorias semelhante ao similar não *diet* (em função da quantidade de gordura).

Light

Um produto é considerado *light* se contiver uma redução de, no mínimo, 25% do valor calórico ou da porcentagem de nutrientes do seu similar convencional.

CAPÍTULO 3

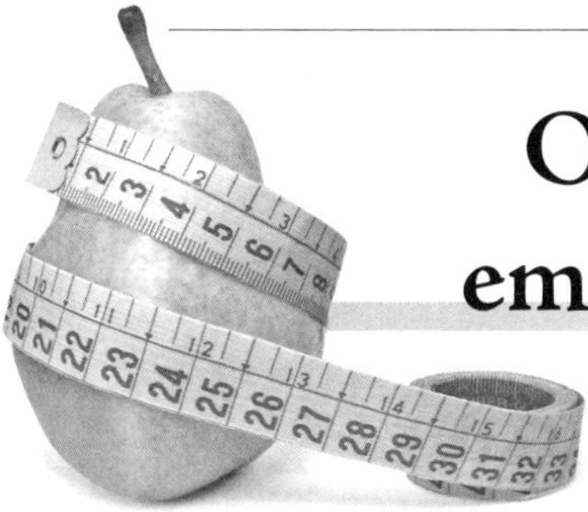

Obesidade e emagrecimento

Segundo estudos, a obesidade atinge tanto países desenvolvidos quanto países em desenvolvimento. Nos Estados Unidos, por exemplo, os encargos econômicos com o tratamento da obesidade e de suas complicações atingem cifras de mais de 100 bilhões de dólares por ano. É paradoxal que em um mundo no qual milhares de seres humanos morrem de fome e de desnutrição, muitos outros morram por comer mais que o necessário ou por ter excesso de peso.

Durante as últimas décadas, a obesidade aumentou de 26% nos adultos, em 1980, para 34% nos dias de hoje, transformando-se em uma crise de saúde pública com aspecto de epidemia. Mais de 58 milhões de norte-americanos (um terço da população) têm sobrepeso ou obesidade. Até mesmo as taxas de obesidade na infância têm subido, continuamente, durante as últimas três décadas, com 22% das crianças obesas com idades entre 6 a 17 anos. Além das teorias de problemas comuns e do tratamento da obesidade, que estão frequentemente relacionados, há aspectos físicos, psicológicos e sociais relativos aos problemas do obeso.

A obesidade já é considerada um problema de saúde pública, uma doença epidemiológica. No Brasil, 43,4% da população está com excesso de peso, e sabe-se que a principal causa de morte no Brasil são as doenças cardiovasculares derivadas da obesidade, do diabetes, da hipertensão e do tabagismo. A prevalência de obesidade nos EUA aumentou de 12% em 1991 para 17,9% em 1998, e a porcentagem de crianças obesas gira em torno de 20%, com tendência de aumentar, já que hoje, um entre dois americanos está acima do peso.

A ocorrência da obesidade é mais alta entre as mulheres, embora os homens apresentem taxas mais altas de sobrepeso, considerando o Índice de Massa Corpórea (IMC), segundo as tabelas da Organização Mundial da Saúde. A obesidade é um dos principais fatores de doenças mortais, sobretudo cardiovasculares, como infarto, acidentes vasculares cerebrais, diabetes, hipertensão e colesterol elevado. Além disso, existem os problemas psicológicos, ortopédicos e orgânicos (como pedra nos rins e na vesícula). Até mesmo alguns tipos de câncer estão associados à obesidade, como o de cólon, mais frequente em obesos.

A obesidade causa inúmeros desconfortos, tanto físicos como psíquicos. O processo de socialização do obeso pode acontecer naturalmente, quando ele se aceita como é, e até se diverte com isso, achando-se diferente do seu grupo e reagindo bem a isso. Por outro lado, quando o obeso é consciente que, para os padrões atuais de beleza, ele não se adapta, sente constrangimento, e muitas vezes, torna-se depressivo e excluído, buscando o caminho do isolamento.

Causas da obesidade

A obesidade apresenta causas em diversos fatores, classificados como endógenos e exógenos.

Fatores endógenos:

- Genéticos
- Neurológicos
- Psicológicos
- Endócrinos
- Medicamentosos
- Metabólicos

Fatores exógenos:

- Alimentação
- Estresse
- Inatividade Física

Em relação ao equilíbrio da alimentação, é importante considerar sua qualidade, quantidade, frequência das refeições, e os fatores que levam à ingestão excessiva de alimentos, ingestão de gordura, entre outros.

Quando se fala em obesidade, há uma questão delicada: existe diferença entre fome e apetite? Evidentemente, não podemos ignorar a necessidade do ser humano de regular o balanço energético que visa satisfazer as necessidades fisiológicas de crescer, desenvolver e realizar o trabalho biológico (fornecimento energético) da máquina humana. Já o apetite procura o prazer, a satisfação, e implica em qualidade, sem obedecer as reservas calóricas e nem tomá-las como referencial. Para a espécie humana, é um privilégio comer sem ter fome e beber sem ter sede.

Tipos de obesidade

1) Em relação ao tecido gorduroso

Quanto à distribuição do tecido gorduroso, os obesos classificam-se em:

- **Androide:** (forma de maçã), que acumulam maior quantidade de gordura no tronco, e possuem braços e pernas mais finos. Estão mais sujeitos ao infarto e arteriosclerose.
- **Ginecoide:** (forma de pera), que caracteriza indivíduos com quadris largos, forma mais comum em mulheres e na população masculina negra.

Obesidade tipo ginecoide

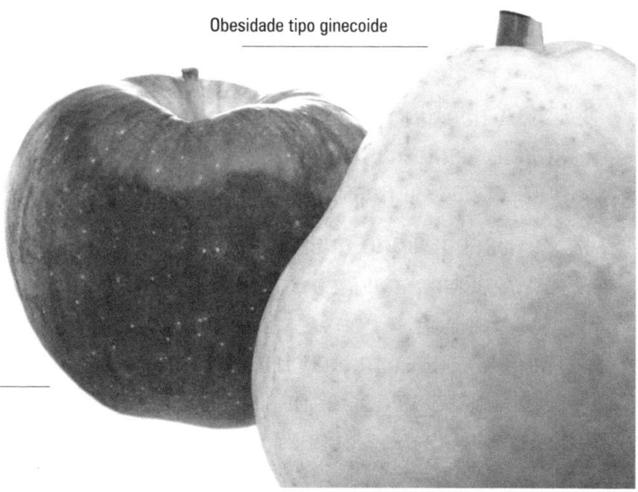

Obesidade tipo androide

2) Em relação às células gordurosas

Quanto às células gordurosas, o ganho de peso pode ser resultado do aumento do tamanho, aumento do número de células ou da combinação dos dois processos:

- **Obesidade hipertrófica:** aumento do tamanho das células. Esse processo pode ocorrer em qualquer época da vida, desde que haja espaço nas células gordurosas (adipócitos).
- **Obesidade hiperplásica:** aumento do número de células. Esse aumento pode ocorrer nas fases de desenvolvimento, nas quais o Conselho Latino Americano de Obesidade identifica três períodos críticos: o primeiro período ocorre durante a gestação e primeiro ano de vida; o segundo, entre os 5 e 7 anos de idade, o chamado período de rebote; e o terceiro, na adolescência.

3) Em relação ao excesso de peso

Essa classificação está relacionada à estimativa do percentual de peso acima do considerado ideal. É importante frisar que o risco de mortalidade vai aumentando à medida que o indivíduo se enquadra no excesso de peso. É estimado pelo cálculo do Índice de Massa Corporal (IMC) e pode ser:

- Discreto (menos de 10 % acima do peso corporal ideal)
- Moderado (de 11% a 25 % acima do peso corporal ideal)
- Intenso (de 26% a 50% acima do peso corporal ideal)
- Extremo (acima de 50% acima do peso corporal ideal)

4) Em relação à causa

A obesidade, a partir de dados atualmente disponíveis, é multifatorial. Dentre as causas estão desequilíbrio energético, alterações metabólicas, genética, problemas emocionais e estilo de vida atual.

Desequilíbrio energético

A queima calórica deficiente é um dos fatores que levam um indivíduo a se tornar obeso. Por queima calórica entende-se como o gasto energético que um indivíduo apresenta durante um período de 24 horas, e, nesse gasto, inclui-se o gasto calórico da própria alimentação, o gasto calórico em repouso e o gasto em atividade física.

O gasto de energia é tão importante quanto a ingestão alimentar. Nos últimos anos, a vida nas regiões em desenvolvimento sofreu grandes alterações. As horas de trabalho foram diminuídas, foram instaladas máquinas em casa e fábricas, o transporte está mais acessível, e mesmo as atividades de lazer são mais sedentárias, graças aos controles-remotos, escadas rolantes, elevadores, telefones celulares, etc. Isso reduziu de maneira acentuada as necessidades energéticas do organismo, porém os hábitos alimentares não acompanharam essa necessidade diminuída; ao contrário, em qualquer classe social, hoje, come-se mais por causa de um maior poder aquisitivo da população para a compra de gêneros alimentícios.

Genética

As chances de um filho de pais obesos desenvolver a mesma doença são alarmantes. Basta ou o pai ou a mãe ser obeso para que o filho tenha 40% de chances de herdar o risco. Se os dois forem obesos, a cifra sobe para 80%.

Problemas emocionais

O obeso é objeto de grande discriminação. A baixa autoestima pode levar a um círculo vicioso, causando depressão, superalimentação para o consolo, vergonha e falta de ânimo para a prática de atividades físicas, aumento de peso, rejeição social e adicional baixa estima.

Estilo de vida atual

A maior mecanização do trabalho e a introdução da robótica e da informática no controle dos sistemas têm produzido a necessidade de o homem moderno se expor a esforços físicos de algum significado na realização de suas tarefas profissionais. A prática de assistir televisão por várias horas ao dia, associada aos inúmeros dispositivos que facilitam a execução dos afazeres domésticos, têm limitado ao extremo a realização de movimentos em casa.

A necessidade de locomoção atualmente é atendida por eficiente sistema de transporte no qual o gasto energético é minimizado para a maioria das pessoas. A difusão das atividades de lazer que envolvem prioritariamente diversões eletrônicas, e as intensas campanhas publicitárias de estímulo à ocupação de tempo livre com atividades sedentárias são fortes contribuintes para o abandono de práticas lúdicas que exijam esforços físicos mais intensos.

As dificuldades de emagrecer

Sabe-se que são inúmeros os fatores que dificultam o emagrecimento, entre eles estão todas as possíveis causas descritas anteriormente, além da alta ingestão alimentar e baixo gasto de energia decorrente da inatividade física.

Quando se referem ao aumento de peso, as pessoas sempre associam a fatores psicológicos (ansiedade, nervosismo e preocupação), problemas familiares, traumas, depressão, sedentarismo, menopausa e outros.

As dificuldades encontradas no emagrecimento têm levado as pessoas a procurar receitas milagrosas, porém, todas sem êxito. Com isso, o aumento de peso vai, progressivamente, tornando-se excessivo, podendo chegar acima de 40 quilos do seu peso ideal teórico, alcançando a obesidade mórbida.

Obesidade e padrões estéticos

Atualmente, a humanidade está voltada para a cultura de valorização da magreza, transformando a obesidade em símbolo de falência moral. De acordo com o Ministério da Saúde, de 1976 a 1991, o número de homens obesos cresceu 30%, e de mulheres, 43%.

Na realidade, a insatisfação com a autoimagem e a luta contra a gordura está se transformando em obsessão. Para muitos, é uma batalha que exige privações e sofrimento. É um paradoxo, pois nunca a humanidade pôde comer tanto e nunca quis comer tão pouco. As hipóteses mais divulgadas para esse comportamento são:

- A Medicina condena os excessos adiposos; logo, emagrecer é um imperativo da boa saúde.
- Há uma conspiração da indústria da beleza, da moda, da publicidade, do cinema, da televisão, para impôr o padrão de magreza e, assim, conseguir vender remédios, roupas, matrículas em academias de ginástica e outros.
- Existe uma indústria da magreza que fatura alto; porém, existe a indústria de alimentos, que também fatura alto, e ninguém em sã consciência diria que esta é a indústria que cria a fome.

- Nunca a humanidade foi tão gorda, mesmo com a existência de alguns focos de fome epidêmica (como na África) e, ao mesmo tempo, nunca houve tamanha veiculação aos modelos de beleza, o que dispara uma verdadeira corrida em direção ao ideal estético.
- A valorização da magreza transformou a obesidade em um símbolo de falência moral. Denota descuido, preguiça, desleixo, falta de disciplina. Também denota pobreza.
- O bombardeio de imagens nos dias atuais, somado à exuberância e variedade dos alimentos disponíveis nas prateleiras dos supermercados, congestiona as pessoas com complexos e desejos voltados para a conquista do corpo perfeito. A cultura do "corpo perfeito", que preconiza o "mito da musa", abriu espaço para a valorização excessiva da aparência, da estética (no sentido literal da palavra), em detrimento da essência, das potencialidades humanas.

CAPÍTULO 4

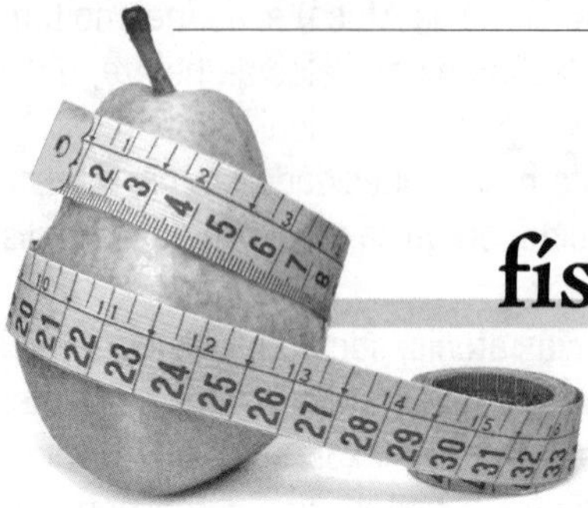

Saúde física e mental

Existe, no mundo de hoje, um verdadeiro pânico, um pavor do ser humano de acumular gorduras no corpo, tornar-se obeso, caricaturado e infeliz. Esse pavor decorre mais dos parâmetros atuais de beleza, que, para ser vista, precisa, necessariamente, ser observada em um corpo magro, esbelto, curvilíneo, exposto ao sol e aos olhares dos feios, rejeitados e infelizes.

A autoestima é um fator de grande importância para o sucesso tanto pessoal como das organizações. A capacidade de "realizar" está intimamente ligada ao conceito que se tem sobre si mesmo, que define o perfil da autoestima. Esse conceito ou autoimagem não é definitivo e imutável, mas está sujeito a alterações conforme suas crenças e as relações que se mantêm.

Para a melhoria da saúde física e mental é necessário praticar exercícios físicos, escolher os alimentos adequados ao organismo (ricos em nutrientes), selecionar os alimentos racionalmente, encarar os problemas e o estresse emocional, procurando corrigi-los de forma objetiva e positiva, sem fugas.

Quando você toma a decisão de mudar os hábitos alimentares, a vida se torna mais prazerosa e saudável. Quando pensa em fazer dieta ou regime alimentar, imediatamente vem a mente sacrifício e privação, e você pensa: "Não posso comer isso porque estou de dieta". Mas não precisa ser assim.

Imagem corporal

É o retrato mental que a pessoa faz de si mesmo, incluindo aspectos físicos e psíquicos. É a representação interna, mental ou autoesquema da aparência física de uma pessoa, mas o ser humano tende a distorcer sua própria imagem.

A imagem corporal negativa pode levar à baixa autoestima e à depressão. Uma parte da sociedade busca uma aparência física idealizada, uma anatomia ideal. Sentir-se bem com o próprio corpo é um investimento para a melhora da imagem corporal.

Compulsão alimentar

Compulsão alimentar é o "ataque" de comer, o chamado *binge eating*, a glutoneria. É um episódio agudo de ingestão alimentar excessiva e ininterrupta, com sensação de perda de controle e posterior sentimento de culpa causado pelo ataque.

O ataque de comer é de intenso sofrimento quando surge uma vontade irresistível e inquietante de comer sem fome. Durante o processo compulsivo, as pessoas não conseguem perceber e controlar o impulso, e depois, voltando-se para si, lamentam e reclamam.

Os comedores compulsivos representam 20% a 30% da população que procuram um tratamento para emagrecer. O comedor compulsivo tem mais tendência à depressão.

Na compulsão alimentar, é preciso tentar descobrir por que se está comendo compulsivamente e que sentimentos se está tentando reprimir com a comida, descobrir quais sentimentos não pode aceitar e, por isso, coibi-los com a comida.

Ansiedade

A ansiedade pode ser definida como ânsia, inquietação ou dor do espírito causada por impaciência, incerteza, agonia ou aflição. É um sentimento que acompanha um sentido geral de perigo, que alimenta o planejamento de ações, buscando saídas, alternativas e ensaiando ações de enfrentamento ou fuga do perigo.

Existe a chamada boa ansiedade, que é proporcional às dificuldades, e promove o enfrentamento saudável das situações. A má ansiedade, diferentemente, é desproporcional e improdutiva diante das dificuldades. A ansiedade pode ser exógena, ou seja, provocada por um fator externo ou conflito interno, ou endógena, quando não existe motivo aparente.

A ansiedade associa-se ao comportamento alimentar por diversas maneiras: vivências pessoais, predisposição individual, fatores familiares, culturais e outros. A pessoa associa, sem perceber, o aumento da quantidade de comida a uma redução temporária da sensação desagradável; porém, a ansiedade volta, e o ato é repetido: a pessoa come "preventivamente" e mantém um baixo nível de ansiedade comendo sempre. Quando a pessoa come porque está com fome, sente-se satisfeita, o que não acontece com a ansiedade ou com outras emoções negativas.

Sintomas da ansiedade

- **Psicológicos:** apreensão, medo, desespero, sensação de pânico, hipervigilância, irritabilidade, fadiga, insônia e dificuldade de se concentrar.
- **Físicos:** taquicardia, dor de cabeça, tontura, diarreia, indigestão, vontade de urinar, falta de ar, boca seca, sudorese, pele fria, palidez e reação exagerada aos reflexos.

Alimentação e os tempos modernos

Vivemos em tempos em que o ser humano tornou-se escravo do relógio, voando atrás do tempo que não deseja perder. Enquanto isso, o "tempo" continua rindo sarcasticamente: "Corram ou os devoro".

Nessa eterna luta contra o tempo, os seres humanos desgastam suas relações interpessoais, que se tornam cada vez mais frias e egoístas. Nesse corre-corre, a alimentação fica em último plano, pois, muitas vezes, a justificativa para se alimentar com lanches, salgados e refrigerantes é a falta de tempo.

Quantas vezes paramos para pensar nas consequências da má alimentação? Os refrigerantes, balas, biscoitos entre outros beliscos são considerados alimentos de calorias vazias, ou seja, fornecem apenas calorias mas não trazem benefícios para a saúde.

Comer rapidamente não permite que a mastigação seja feita corretamente. Durante o processo de mastigação, os alimentos entram em contato com a saliva, após serem triturados pelos dentes, permitindo que a digestão de alguns nutrientes seja iniciada na boca.

Quando a mastigação é incorreta, pedaços maiores de alimentos seguem para o estômago, dificultando o trabalho das enzimas e sucos gástricos, que terão seu trabalho aumentado, pois deverão transformar os alimentos ingeridos em um líquido cremoso denominado quimo. Este seguirá rumo ao intestino delgado, no qual ocorrerá a absorção de nutrientes.

O ar é um fator que interfere, significativamente, na digestão quando se come rápido, pois, ao ser engolido, provoca acúmulo de gases tanto no estômago quanto no intestino. A má alimentação pode gerar o aparecimento de indisposição, insônia, pele seca, queda de cabelo, gripe, deficiências nutricionais, entre outras.

O tempo deve ser organizado de modo que se possa fazer uma alimentação equilibrada em qualidade e quantidade. Para as refeições rápidas, algumas sugestões são válidas:

- Prefira lanches naturais, compostos de alimentos pouco gordurosos, com pouca ou nenhuma maionese (caso utilize, prefira a *light*).
- Se optar por salgados, prefira os assados, sem adição de queijos gordurosos.
- Para beber, escolha vitaminas de frutas, sucos de frutas ou iogurte.
- Coma frutas, saladas com verduras e ou legumes crus e cozidos, que podem ser acompanhados de queijo fresco ou ricota, ou um filé magro e médio.
- Uma boa opção são as barras de cereais.

A escolha das sugestões para as refeições rápidas deve ser feita levando-se em consideração qual refeição será substituída. Por exemplo: caso queira substituir o lanche da tarde, pode optar por frutas ou suco de frutas ou barra de cereais. Alie-se ao tempo e organize-se, pois a pressa é um dos grandes males do mundo moderno.

Efeito sanfona

Do ponto de vista da evolução, nosso organismo possui a capacidade de armazenar gordura em tempos de fartura para usá-la em tempos de fome; logo, o organismo reage à dieta como se a inanição estivesse se instalado, resultando no aumento de gordura armazenada.

Toda vez que se faz dieta, o metabolismo do corpo baixa com a finalidade de armazenar gordura, e, a cada dieta, torna-se mais difícil a eliminação de peso. A tendência fisiológica de resistir à privação está inteiramente ligada ao psicológico, armazenando suprimentos para a privação de alimentos imposta por si mesmo.

Ao realizar uma dieta pobre em calorias, ocorre uma redução da massa magra, acarretando uma diminuição do metabolismo basal (gasto em repouso), normalmente ocasionando o efeito sanfona, o que deixa de queimar, segundo pesquisadores, até 700 calorias por dia.

O efeito sanfona exerce tensão nas fibras elásticas da pele, distendendo-as. Consequentemente, elas se rompem, levando ao aparecimento de estrias, que poderão ser combatidas principalmente com a manutenção do peso corporal, a prática regular de exercícios físicos e a ingestão de 6 a 8 copos de água por dia.

Já que o efeito sanfona é tão prejudicial quanto a obesidade, faz-se necessário entender a real causa desse desajuste, podendo-se adotar mudanças no estilo de vida e na alimentação. Inúmeros podem ser os causadores desse efeito que leva à insatisfação pessoal. Entre eles, destacam-se insegurança, ansiedade, estresse, carência afetiva, baixa autoestima e até mesmo a somatória de vários componentes emocionais.

Sem tempo para comer?

O ritmo irregular de trabalho torna o tempo para as refeições escasso, obrigando a recorrer a *fast foods* e disque-lanches, e, às vezes, não há tempo nem para sentar-se. Essa inadequação leva à ausência ou à baixa ingestão de alguma refeição, levando-se à compensação de tudo o que não se comeu, e se consome uma refeição volumosa, sobrecarregando o sistema intestinal e contribuindo para o aumento de peso.

Comer faz parte da necessidade fisiológica básica, e o tempo é um dos seus maiores aliados, pois, quando se come rapidamente, deixa-se de mastigar bem. A falta de tempo faz com que algumas refeições sejam omitidas, ficando-se em jejum por um longo período. Isso realmente poupa tempo, mas faz gastar a saúde.

É essencial fazer várias refeições ao dia, com intervalos entre 3 a 4 horas. Os níveis de glicose no sangue devem ser constantes para manter o funcionamento cerebral; caso contrário, o rendimento intelectual diminui, e a irritabilidade aumenta.

Quando o jejum é prolongado, o organismo consome a reserva de gordura, transformando-a em carboidratos, trazendo sensações desagradáveis como oscilações do humor e deficiências nutricionais.

Evitando doenças com boa alimentação

1) Hipertensão arterial ou pressão alta

A pressão é considerada alta se, quando medida, estiver em 14 por 9 ou mais. A pressão alta afeta 15% dos brasileiros, e seus maiores fatores de risco são o tabagismo, dislipidemia, *diabetes mellitus*, obesidade, ingestão excessiva de sal, inatividade física e histórico familiar com hipertensão.

A pressão alta acontece quando os vasos em que o sangue circula se contraem, fazendo com que a pressão do sangue se eleve. A maioria das pessoas que têm pressão alta não se queixa de nada. Às vezes, dor de cabeça, tontura e mal-estar podem acontecer em quem tem pressão alta, mas é comum a pessoa sentir algo diferente quando a pressão alta já danificou o seu organismo.

O sal faz o corpo reter mais líquido, e o aumento do volume de líquido faz a pressão subir; porém, não é necessário comer sem sal. Deve-se usá-lo com moderação, não adicionando sal em comidas que são compradas prontas, e não comendo alimentos que contêm muito sal.

O consumo de sal deve ser em torno de uma colher de café (2,5 gramas) por dia. As bebidas alcoólicas também elevam a pressão arterial, pois possuem uma substância tóxica, o etanol, que lesa órgãos como o cérebro, o coração, o fígado e o pâncreas. O fumo pode também aumentar a pressão, assim como estresse, que pode dificultar o controle da pressão alta; portanto, é importante aprender a controlá-lo.

Para evitar o consumo excessivo de sal, deve-se fazer substituições por temperos naturais como salsinha, cebola, orégano, hortelã, limão, alho, manjericão, coentro e cominho. Deve-se evitar o consumo de embutidos, como linguiça, paio, salsicha, toucinho defumado, e de frios como mortadela, presunto e salame, além de enlatados, carnes salgadas como bacalhau, charque, carne-seca e defumados. Evite também salgadinhos para aperitivo como batata frita, amendoim salgado, etc.

2) Colesterol

A preocupação de grande parte da população brasileira e do mundo está relacionada ao controle do colesterol e da ingestão de alimentos ricos em gorduras. O colesterol é uma substância produzida pelo próprio organismo, advinda de gorduras dos alimentos de origem animal.

Os alimentos ricos em gorduras saturadas podem elevar a taxa de colesterol, porque o fígado as transforma em colesterol. Uma alimentação muito rica em gorduras saturadas faz com que o colesterol excedente se deposite nas paredes das artérias, que ficam mais estreitas e impedem o sangue de chegar ao cérebro, causando uma doença chamada arteriosclerose.

A taxa de colesterol total nos adultos deve estar abaixo de 200 miligramas por decilitro de sangue. É perfeitamente possível, com uma mudança dos hábitos alimentares e a prática de esportes, por exemplo, reduzir a taxa de colesterol. O segredo da reeducação alimentar é diminuir a quantidade de gorduras sem eliminar os pratos prediletos.

A Agência Nacional de Vigilância Sanitária (ANVISA), sentindo a necessidade de estabelecer ações para orientar o consumo de alimentos para se ter uma alimentação saudável, estabeleceu, pela Resolução RDC nº 40, de 21 de março de 2001, a rotulagem nutricional obrigatória de alimentos e bebidas embalados, para fins de apresentação da informação nutricional, em percentuais, de valores diários.

3) Triglicérides altos ou hipertrigliceridemia

As gorduras, em geral, recebem o nome de triglicérides, e seu aumento é considerado como um distúrbio lipídico, relacionado ao metabolismo dos carboidratos simples (mel, açúcar, geleias, bolos e doces em calda em geral) e complexos (arroz, batata, derivados do trigo). Seu controle pode ser alcançado com a mudança nos hábitos de vida, como dieta equilibrada, aumento da atividade física e restrição ao álcool.

Os triglicérides podem ser exógenos, ou seja, as gorduras presentes nos alimentos, ou endógenos, isto é, os que são formados no fígado, a partir dos alimentos que são fontes de carboidratos e de álcool.

A alta taxa de triglicérides no sangue pode ser classificada como primária, quando o distúrbio metabólico é frequentemente acompanhado de outras alterações significativas, como redução do HDL (colesterol bom) e aumento do LDL (colesterol ruim), ou secundária, quando é decorrente de outras doenças como *diabetes melittus*, hipotireoidismo, doença crônica dos rins, alcoolismo, obesidade e outros.

A hipertrigliceridemia ocorre quando o nível de triglicérides no sangue excede a 200 miligramas por decilitro de sangue. Para preveni-la, é importante a avaliação clínica e laboratorial, para que se possam avaliar os possíveis fatores desencadeantes.

O passo inicial para baixar os níveis de triglicérides é a redução no consumo de carboidratos simples (mel, açúcar, geleias, bolos e doces em calda, etc.). Deve-se controlar a ingestão de carboidratos complexos, como arroz, batata, derivados do trigo, principalmente em casos de obesidade. A dieta deve ser rica em frutas, vegetais e legumes. Deve-se evitar açúcares, bebidas alcoólicas, gorduras saturadas (manteiga, leite integral, queijos amarelos, pele de aves, embutidos em geral).

4) Hipoglicemia

A hipoglicemia é a queda excessiva de açúcar no sangue. A aparição dos sintomas é rápida, e acontece quando os níveis de glicose no sangue estão abaixo de 70 miligramas por decilitro. A glicose é uma das principais fontes de energia para as células existentes no nosso corpo e a única fonte para as células do sistema nervoso, e seu limite ideal no sangue deve ficar entre 70 a 120 miligramas por decilitro.

Os sintomas da hipoglicemia são suor excessivo, fraqueza, fome, taquicardia, tremores internos, além de dor de cabeça, visão obscurecida, confusão mental, fala incoerente, mudança de comportamento ou convulsões, tontura, dormência nos lábios e língua. Pode ser causada por excesso de exercícios físicos, falta de uma refeição regular ou fora do horário, pouca quantidade de alimentos ingeridos, vômitos ou diarreia, administração de alta dose de insulina ou ingestão de maior quantidade de hipoglicemiantes orais e pelo consumo de bebidas alcoólicas.

5) Intestino preso

Uma dieta pobre em fibras e em água pode deixar o intestino "preguiçoso", causando a prisão de ventre, as fezes ressecadas e o excesso de esforço para evacuar, que pode ter consequências, como hemorroidas ou até o câncer de cólon. Para evitar o intestino preso, beba muito líquido e aumente a ingestão de fibras. As dicas abaixo ajudam a regularizar as evacuações:

Água de ameixa

A água de ameixa é um auxiliar importante da função intestinal. Sugere-se a ingestão de um copo de aproximadamente 250 mililitros (copo tipo requeijão), todas as manhãs, em jejum. Para fazer um copo desse líquido, são necessárias duas a três ameixas secas e 150 a 200 mililitros de água. Cozinhar a ameixa em água fervente, deixar esfriar e levar à geladeira. Caso se queira mais consistente, pode-se bater no liquidificador de uma a duas ameixas com a água em que foi cozida. Não se deve coar, para evitar a perda de fibras que exercem o efeito laxativo.

Creme de ameixa com farelo de trigo ou aveia em flocos
Cozinhar duas a três ameixas secas, sem semente, em 150 a 200 mililitros de água fervente. Ao esfriar, bater tudo no liquidificador. Colocar em uma tacinha e misturar com uma colher (sobremesa) rasa de farelo de trigo ou aveia em flocos.

Psyllium
É uma fibra solúvel extraída da planta *Plantago ovata*, *Plantago arenana* ou *Plantago psyllium*. Entre as suas propriedades funcionais, destaca-se a eficácia da fibra da sua casca ser, a longo prazo, um suplemento na dieta de pessoas com colesterol alto. A utilização do *psyllium* é indicada no retardamento do esvaziamento gástrico. Faz efeito na função intestinal produzindo um gel que escapa da fermentação microbiana. Promove efeito laxativo, produzindo fezes mais úmidas do que outras fibras.

Iogurte, Mamão e Granola
Bater no liquidificador uma fatia média de mamão formosa e meio copo de iogurte natural desnatado. Em seguida, adicionar duas colheres (sobremesa) cheias de granola, de preferência sem açúcar.

Recomendações nutricionais

Procure fracionar as refeições, comendo de quatro a seis vezes ao dia, de modo que a ingestão dos alimentos seja feita em maior número e em menor quantidade. Procure sentar-se à mesa ao fazer as refeições, evitando fazê-las diante da televisão, pois, com isso, passa-se a se alimentar mais sem perceber.

Faça de sua refeição um momento de prazer, comendo devagar e mastigando bem os alimentos, pois a digestão se inicia na boca. Beba bastante líquido entre as refeições, de preferência água, de 6 a 8 copos por dia, para hidratar o organismo, e facilitar o transporte de nutrientes. Água é essencial para a manutenção da vida. Mas procure evitar beber líquidos no instante da refeição.

Consuma moderadamente chá preto, chá mate, café, chocolate e refrigerantes, pois possuem em sua composição a cafeína, uma substância que estimula o sistema nervoso, provocando insônia, temores, ansiedade e palpitações.

Procure evitar o consumo de alimentos gordurosos, pois eles contém o maior número de calorias por grama de alimento (1 grama de carboidrato = 4 calorias; 1 grama de proteína = 4 calorias; 1 grama de gordura = 9 calorias).

Evite o consumo de doces e refrigerantes, pois possuem alta quantidade de açúcar, que engorda e provoca cáries. Além disso, trazem pouco ou nenhum valor nutritivo, só calorias. Dê preferência aos refrigerantes *diet* ou *light*. O importante no consumo desses alimentos é observar o número de calorias que cada um contém, evitando o excesso, pois o alimento de "baixas calorias", quando consumido exageradamente, também pode engordar. Evite o açúcar, procurando sentir o real sabor dos alimentos. Se preferir, use adoçante.

Evite frituras. Prefira preparações assadas, cozidas e grelhadas. Procure variar os alimentos, evitando a monotonia alimentar. Leia sempre os rótulos dos produtos dietéticos para conhecer os ingredientes, e procure na embalagem a indicação de uso. Por exemplo: o chocolate *diet* é mais calórico que o equivalente convencional.

Dê preferência aos alimentos que contêm mais fibras, pois eles apresentam benefícios, ajudando a prevenir a prisão de ventre, a reduzir o risco de câncer de cólon, a reduzir os níveis elevados de colesterol no sangue e a controlar o peso. A maioria das fibras provém das frutas, vegetais, feijões e outros.

As bebidas alcoólicas devem ser evitadas por causa do seu alto teor calórico e dos poucos nutrientes, sendo consideradas alimentos de calorias vazias.

Inicie as refeições principais (almoço e jantar) pela salada, que promove maior saciedade, pois, assim, o consumo dos outros alimentos será em menor quantidade.

No início de uma mudança de reeducação alimentar, é comum alguns sintomas aparecerem, como tontura, irritação, nervosismo, boca amarga, por causa das alterações do quadro metabólico (cetose) e da mudança do hábito alimentar.

Ao atingir um peso saudável desejável, é importante e essencial que o hábito alimentar também se mantenha adequado, de modo que o peso seja sempre constante, evitando, assim, o efeito sanfona. Procure ressaltar o sabor dos alimentos com ervas aromáticas, deixando dessa forma o prato mais atrativo.

Dez dicas para uma alimentação saudável

1) Coma devagar, mastigando bem os alimentos.
2) Fracione as refeições.
3) Evite a ingestão de líquidos durante as refeições.
4) Beba bastante líquido, de 6 a 8 copos por dia, entre as refeições .
5) Ingira alimentos com muitas fibras para evitar doenças e reduzir a sensação de fome.
6) Evite frituras e alimentos gordurosos.
7) Prefira a ingestão de carnes brancas e magras.
8) Varie sempre os alimentos para evitar a monotonia alimentar e com isso ingerir todos os nutrientes necessários diariamente.
9) Pratique atividades físicas.
10) Coma com prazer!

CAPÍTULO 5

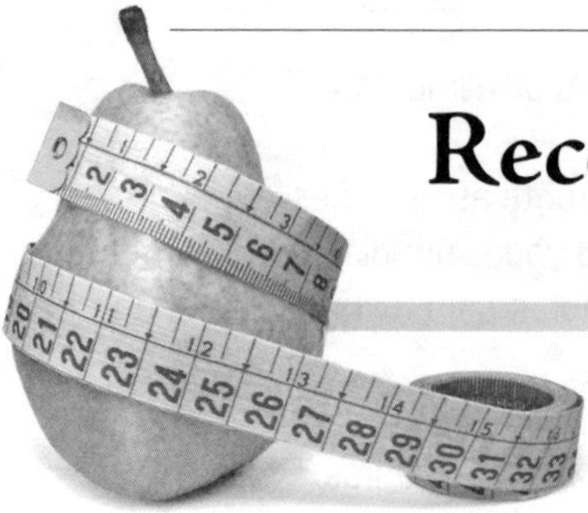

Receitas de SPA: salgados

As receitas a seguir apresentam porções baseadas em uma dieta de 600 calorias por dia, praticadas em SPAs, e devem ser preparadas sem a adição de óleo.

Arroz cozido sem adição de óleo

Ingredientes

1 dente de alho
1 cebola picada
1 xícara (chá) de arroz cru lavado e escorrido
Água fervente
Sal

Mode de preparo

Em uma panela, refogar o alho e a cebola. Juntar 1 xícara (chá) de arroz e misturar bem. Acrescentar água fervente até cobrir o arroz e colocar sal a gosto. Se necessário, ir acrescentando água quente durante o cozimento.

Rendimento

10 porções aproximadamente.

Abobrinha recheada

Ingredientes

3 abobrinhas grandes
200 g de carne moída
1 xícara (chá) cheia de arroz cozido
1 tomate grande
1 cebola pequena picada
Sal, alho, cheiro-verde, coentro em pó e salsinha a gosto

Modo de preparo

Cortar a abobrinha no comprimento, pela metade, e cavar cada pedaço. Cozinhar em água e sal até ficar "al dente". Reservar. Refogar a cebola e o alho. Juntar a carne moída e mexer bem até cozinhar. Acrescentar o tomate em cubos, o arroz cozido e o cheiro-verde. Temperar com sal e coentro em pó. Dispor as abobrinhas em assadeira. Rechear cada uma com 2 colheres (sopa) de recheio. Levar ao forno preaquecido por 15 minutos. Salpicar salsinha e servir em seguida.

Rendimento

10 porções de 129 calorias cada.

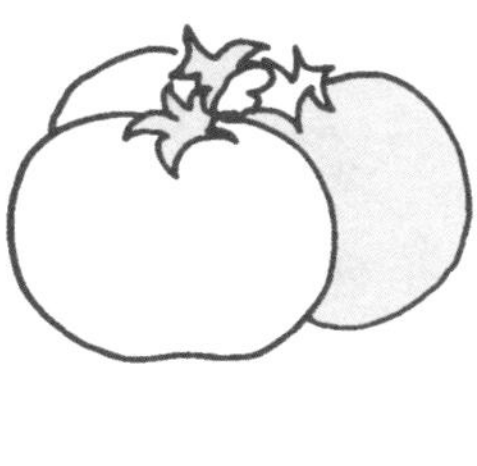

Bacalhau à lisboeta

Ingredientes

500 g de bacalhau
1 batata grande
2 pimentões médios
2 tomates grandes
1 cebola grande
Sal, alho, estragão, coentro e cheiro-verde a gosto

Modo de preparo

Dessalgar o bacalhau e fervê-lo em água até ficar macio. Limpar o bacalhau e desfiá-lo em tiras largas. Reservar. Cortar a batata, o pimentão e o tomate em cubos sem semente e reservá-los separadamente. Refogar cebola e alho em uma panela e juntar a batata. Cobrir com água e deixar cozinhar sem desmanchar. Juntar o tomate e o pimentão e deixar ferver por 5 minutos. Temperar com sal, estragão, coentro e cheiro-verde. Servir o bacalhau quente, disposto no centro de um prato e regar com aproximadamente 1 colher (sopa) de molho que se formou na panela. Salpicar salsinha picada.

Rendimento

10 porções de 130 calorias cada.

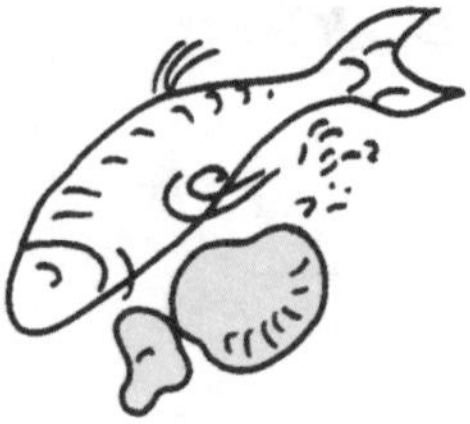

Bife a rolê

Ingredientes

700 g de filé mignon (ou outra carne) cortado em bifes
2 cebolas grandes
10 colheres (sopa) de molho de tomate
2 cenouras médias
Sal, alho e cheiro-verde a gosto

Modo de preparo

Em uma assadeira, temperar os bifes com sal e reservar. Cortar a cenoura e a cebola em bastões pequenos. Colocar a cenoura e a cebola cruas (reservar um pouco da cebola para o molho) cortadas no centro de cada bife, enrolar e prender com um palito. Em uma panela, colocar os bifes e o molho de tomate. Deixar ferver até cozinhar. Retirar os bifes da panela e levar ao forno para corar.

Para o molho

Em uma panela refogar alho e cebola. Juntar o molho de tomate usado para cozinhar o bife. Deixar ferver até engrossar. Experimentar o tempero e, se necessário, acrescentar mais sal e orégano.

Para servir, em um prato colocar uma colher (sopa) de molho de tomate e um bife por cima. Regar com um pouco de molho de tomate, e salpicar com cheiro-verde. Servir quente.

Rendimento

10 porções de 232 calorias cada.

Bolo de frango *light*

Ingredientes

½ kg de peito de frango moído
½ xícara (chá) de aveia ou um pouco mais, para dar liga
1 ovo inteiro
1 cebola pequena ralada
1 dente de alho, salsa picada e outras ervas a seu gosto (tomilho, manjericão, alfavaca – escolha um ou dois deles)
1 cenoura ralada no ralo grosso
½ xícara (chá) de agrião picado ou
1 xícara (chá) de alface
1 tomate picado, sem sementes
sal e pimenta a gosto
½ colher (sopa) de óleo para untar
Farinha de rosca para polvilhar

Modo de preparo

Misture todos os ingredientes e coloque, de preferência, em uma forma retangular (para bolo inglês) untada. Leve ao forno até que a carne esteja bem cozida e dourada por cima (cerca de 30 minutos).

Rendimento

8 porções de 94 calorias cada.

Caldo de frango

Ingredientes

Ossos de frango
1 cebola picada
1 tomate picado
1 cenoura pequena picada (opcional)
2 folhas de louro, talos de salsinha e 1 galho de tomilho

Modo de preparo

Para preparar o caldo de frango, coloque os ossos de frango lavados em uma panela, cubra-os com água e deixe ferver. Desligue e troque a água dos ossos do frango, cobrindo-os novamente com água limpa. Junte os outros ingredientes e deixe ferver no mínimo por uma hora. Coe o caldo e use em molhos, sopas, etc. Tem duração de 4 dias na geladeira.

Caldo de carne

Ingredientes

Aparas da carne que está sendo preparada
1 cebola picada
1 tomate picado
1 cenoura pequena picada (opcional)
2 folhas de louro, talos de salsinha, 1 galho de tomilho e alho a gosto

Modo de preparo

Para preparar o caldo de carne, coloque as aparas limpas em uma panela e refogue-as com alho e cebola, deixando-as bem escuras. Cubra-as com água fervente. Junte os outros ingredientes e deixe ferver no mínimo por meia hora e vá acrescentando água se for necessário. Coe o caldo e use em molhos, sopas, etc. Tem duração de 4 dias na geladeira.

Canelone de ricota com espinafre e molho branco

Ingredientes

300 g de massa para lasanha
350 g de ricota (7 fatias grandes)
3 xícaras (chá) de espinafre cozido
1 cebola pequena picada
½ xícara (chá) de leite desnatado (100 ml)
1 colher (sopa) rasa de farinha de trigo
Sal, alho, cheiro-verde, noz-moscada, coentro em pó

Modo de preparo

Ralar a ricota em ralo grosso. Picar e cozinhar o espinafre. Em seguida, misturar com a ricota ralada. Misturar bem. Temperar com cebola, alho, sal, noz moscada, coentro em pó e cheiro-verde. Cozinhar a massa em água fervente com sal por 5 minutos. Reservar.

Molho branco

Em uma panela refogar alho e cebola, dissolver a farinha de trigo no leite e juntar à panela. Mexer bem até engrossar. Temperar com sal e noz-moscada. Ferver por mais 5 minutos.

Montagem do canelone

Abrir a massa sobre uma tábua, colocar duas colheres de recheio e enrolar. Dispor os canelones em assadeira, cobrir com papel alumínio e levar ao forno preaquecido por 10 minutos. Servir quente acompanhado do molho.

Rendimento

10 porções de 128 calorias cada.

Canelone de ricota com tomate seco e molho branco

Ingredientes

300 g de massa de lasanha
350 g de ricota (7 fatias grandes)
200 g de tomate seco
½ xícara (chá) de leite desnatado
1 colher (sopa) rasa de farinha de trigo
1 cebola pequena picada
Sal, alho, cheiro-verde, noz-moscada a gosto

Modo de preparo

Ralar a ricota em ralo grosso e juntar o tomate seco picado, misturar bem. Temperar com cebola, alho, sal e cheiro-verde. Reservar.

Cozinhar a massa em água fervente com sal por 5 minutos. Reservar.

Molho branco

Em uma panela refogar alho e cebola, dissolver a farinha de trigo no leite e juntar à panela. Mexer bem até engrossar. Temperar com sal e noz-moscada. Ferver por mais 5 minutos.

Montagem do canelone

Abrir a massa sobre uma tábua, colocar duas colheres de recheio e enrolar. Dispor os canelones em assadeira, cobrir com papel alumínio e levar ao forno preaquecido por 10 minutos ou até estarem cozidos. Servir quente acompanhado do molho branco.

Rendimento

10 porções de 130 calorias cada.

Canelone de ricota, peito de peru e brócolis com molho branco

Ingredientes

300 g de massa de lasanha
300 g de ricota ralada (6 fatias grandes)
6 pires (chá) de brócolis cozido e picado
1 cebola pequena picada
200 g de peito de peru
½ xícara (chá) de leite desnatado
1 colher (sopa) de farinha de trigo
Sal, alho, cheiro-verde, noz-moscada, salsinha picada a gosto

Modo de preparo

Ralar a ricota em ralo grosso e reservar. Cozinhar o brócolis, picar e reservar. Ralar o peito de peru e misturar com a ricota e o brócolis. Temperar com cebola, alho, sal, cheiro-verde e noz-moscada. Cozinhar a massa para lasanha em água e sal. Reservar.

Molho branco

Refogar cebola e alho em uma panela. Dissolver a farinha no leite e juntar à panela. Misturar bem e, se preciso, ir acrescentando 1 copo de água. Temperar com sal e noz-moscada. Ferver por 5 minutos. Reservar.

Montagem dos canelones

Dispor cada pedaço de massa sobre tábua de carne. Colocar 2 colheres (sopa) de recheio e enrolar. Colocar em uma assadeira e cobrir com papel alumínio. Levar ao forno por 10 minutos ou até que estejam cozidos. Ao montar o prato colocar o canelone ao centro e regar com ½ concha (pequena) de molho branco. Salpicar salsinha e servir em seguida.

Rendimento

10 porções de 128 calorias cada.

Canja

Ingredientes

40 g de arroz cru
1 batata grande
3 cenouras médias
1 cebola grande
250 g de peito de frango sem osso
1 pitada de noz-moscada
Alho, louro, cheiro-verde e sal a gosto

Modo de preparo

Em uma panela refogar cebola e alho. Juntar a batata e a cenoura cortadas em cubinhos. Colocar 2 litros de água e deixar ferver. Quando os legumes estiverem quase cozidos, acrescentar o arroz e deixar cozinhar. Bater no liquidificador ⅓ da sopa até ficar cremosa. Voltar à panela e deixar ferver. Temperar com sal, noz-moscada, louro e cheiro-verde. Servir quente com 1 colher (sopa) de frango desfiado.

Rendimento

10 porções de 115 calorias cada.

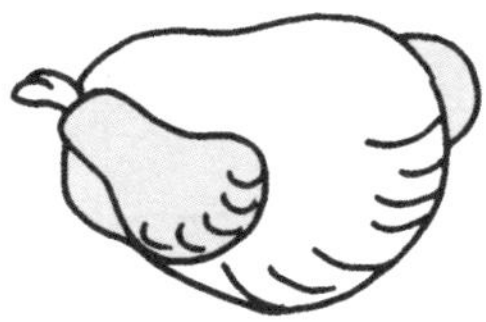

Charutinho de couve recheado com arroz e carne

Ingredientes

10 folhas médias de couve
1 xícara (chá) cheia de arroz cozido
1 cebola pequena picada
200 g de carne moída
Sal, alho, cheiro-verde, hortelã a gosto

Modo de preparo

Passar as folhas de couve em água fervente com sal. Deixar aberta sobre um pano de prato para esfriar. Reservar. Em uma panela, refogar cebola e alho. Juntar a carne moída e refogar. Em seguida, acrescentar o arroz já cozido e misturar bem. Temperar com sal, cheiro-verde e hortelã.

Para montar

Abrir a folha de couve sobre uma tábua de carne. Colocar no centro 2 colheres (sopa) de recheio. Enrolar a couve como se fosse uma panqueca. Colocar em uma assadeira e levar ao forno por 5 minutos. Servir quente em seguida.

Rendimento

10 porções de 85 calorias cada.

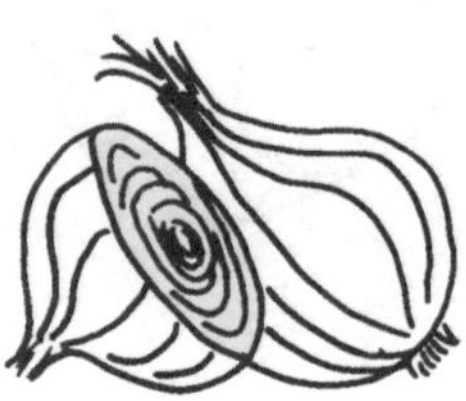

Coxa e sobrecoxa assadas com creme de ervilha

Ingredientes

500 g de coxa e sobrecoxa de frango desossadas
2 cebolas grandes
1 colher (sopa) de amido de milho
1 lata de ervilha
1 copo americano de leite desnatado (150 ml)
2 colheres (sopa) rasas de farinha de trigo
Sal, alho, shoyu, salsinha e cheiro-verde a gosto

Modo de preparo

Temperar a carne e grelhar até corar em uma chapa ou frigideira antiaderente. Levar ao forno preaquecido em uma assadeira para dourar. Reservar aquecido.

Para o molho

Refogar em uma panela cebola e alho. Juntar aparas de frango e talos de salsinha. Mexer bem, cobrir com água e deixar ferver por 15 minutos. Coar o caldo e voltá-lo à panela. Temperar com shoyu e cheiro-verde. Engrossar com o amido dissolvido em ½ xícara de água. Deixar ferver por mais 5 minutos.

Para o creme

Bater as ervilhas no liquidificador. Refogar cebola e alho em uma panela, juntar o creme de ervilhas e misturar bem. Dissolver a farinha de trigo no leite e juntar ao creme. Mexer até engrossar e temperar com sal e cheiro-verde.

Para montar uma porção

Servir meia coxa e meia sobrecoxa regadas com molho e 1 colher (sopa) de creme de ervilhas.

Rendimento

10 porções de 102 calorias cada.

Coxa e sobrecoxa assadas com macarrão ao sugo

Ingredientes

500 g de macarrão tipo parafuso
3 tomates médios maduros
1 cebola média picada
400 g de coxa e sobrecoxa de frango
1 colher (sopa) de amido de milho
Sal, ervas finas, shoyu, estragão, cheiro-verde e manjericão a gosto

Modo de preparo

Temperar as coxas e sobrecoxas com sal e ervas finas e dispor em uma assadeira. Levar ao forno preaquecido coberta com papel alumínio por 40 minutos aproximadamente. Em seguida, retirar o papel alumínio e virar as coxas deixando mais 20 minutos ou até dourar.

Enquanto isso, cozinhar o macarrão em água e sal. Escorrer e reservar.

Para o molho do frango

Em uma panela ferver o caldo de frango (ver receita na página 43). Acrescentar shoyu, estragão e cheiro-verde. Engrossar com amido de milho. Deixar ferver por 3 minutos aproximadamente.

Para o molho do macarrão

Refogar alho e cebola em uma panela e juntar o tomate batido. Mexer bem. Deixar cozinhar até engrossar. Temperar com sal, cheiro-verde e manjericão.

Para montar uma porção

Servir a coxa e a sobrecoxa regadas com molho do frango e 2 colheres (sopa) de macarrão com o molho de tomates.

Rendimento

10 porções de 129 calorias cada.

Coxa e sobrecoxa grelhadas com arroz à grega

Ingredientes

500 g de coxa e sobrecoxa de frango desossadas
2 cebolas grandes
2 colheres (sopa) de amido de milho
2 cenouras médias
5 colheres (sopa) de vagem picada (100 g)
1 tomate médio
300 g de arroz cozido
Sal, shoyu, cheiro-verde, erva-doce e alho a gosto

Modo de preparo

Temperar a coxa e sobrecoxa com sal e alho. Aquecer uma chapa ou frigideira antiaderente e grelhar os dois lados da carne até dourar. Levar ao forno preaquecido a 180°C por 15 minutos.

Enquanto isso fazer o arroz à grega. Em uma panela refogar alho e 1 cebola picadinhos. Acrescentar os legumes já cozidos e picados e mexer bem. Juntar o cheiro-verde e temperar com sal. Acrescentar o arroz cozido e misturar. Reservar quente.

Para o molho

Refogar alho e 1 cebola. Juntar aparas de frango, talos de salsinha e folhas de louro, acrescentar ½ litro de água. Deixar ferver por 20 minutos.

Coar em uma peneira fina e voltar à panela juntando 2 colheres (sopa) de shoyu e o amido de milho dissolvido em 1 xícara de água. Misturar bem e deixar engrossar. Colocar cheiro-verde e erva-doce. Reservar quente.

Para montar uma porção

Em um prato colocar 4 colheres (sopa) de arroz à grega, uma porção de frango regado com o molho. Salpicar salsinha picada e servir quente.

Rendimento

10 porções de 142 calorias cada.

Coxa e sobrecoxa grelhadas com macarrão e brócolis

Ingredientes

500 g de coxa e sobrecoxa de frango desossadas
500 g de macarrão parafuso cozido ou 2 pratos fundos cheios
6 pires (chá) cheios de brócolis
1 cebola grande
2 colheres (sopa) de amido de milho
Sal, alho, salsinha, folhas de louro, shoyu, orégano e cheiro-verde a gosto

Modo de preparo

Temperar a coxa e sobrecoxa desossadas com alho e sal. Grelhar em uma chapa ou frigideira antiaderente. Levar ao forno para dourar. Cozinhar o macarrão em água e sal e reservar. Cozinhar também os brócolis e reservar.

Para o molho

Refogar cebola e alho e juntar aparas do frango, talos de salsinha e folhas de louro. Mexer bem e acrescentar ½ litro de água. Deixar ferver por 20 minutos. Coar, voltar o caldo à panela e acrescentar o amido de milho dissolvido em 1 xícara de água. Colocar 2 colheres (sopa) de shoyu, sal se precisar, orégano e cheiro-verde. Deixar ferver até engrossar.

Para montar uma porção

Colocar em um prato 2 colheres (sopa) de macarrão e sobre ele os brócolis ao natural. Ao lado, colocar a coxa e sobrecoxa e regar com o molho.

Rendimento

10 porções de 130 calorias cada.

Cubos de carne com brócolis ao natural

Ingredientes

600 g de coxão-mole
10 pires (chá) cheios de brócolis (500 g)
½ copo americano duplo de leite desnatado (100 ml)
1 colher (sopa) cheia de farinha de trigo
1 cebola média
½ copo (americano) duplo de iogurte desnatado (100 g)
Alho, salsinha, noz-moscada e sal a gosto

Modo de preparo

Picar o coxão-mole em iscas e temperar com sal e alho. Aquecer uma panela e juntar a carne mexendo bem até que esteja cozida. Reservar quente.

Para o molho

Em uma panela refogar a cebola e o alho, juntar o leite misturado com a farinha de trigo e mexer bem até engrossar. Acrescentar o iogurte desnatado e misturar incorporando todos os ingredientes. Temperar com sal, salsinha e noz-moscada.

Para montar uma porção

Colocar 2 colheres (sopa) cheias da carne em tiras no centro de um prato. Acrescentar os brócolis e regar com 1 colher (sopa) de molho.

Rendimento

10 porções de 156 calorias cada.

Estrogonofe de carne com arroz

Ingredientes

400 g de filé mignon
1 lata de molho de tomate
1 copo (americano) de suco natural de tomate
2 colheres (sopa) cheias de farinha de trigo
1 cebola grande
1 copo (americano) duplo de leite desnatado (200 ml)
⅓ copo (americano) de iogurte desnatado
33 unidades de champignons fatiados
300 g de arroz cozido
Catchup, mostarda, molho inglês, sal, cheiro-verde e alho a gosto

Modo de preparo

Cortar o filé mignon em iscas, levar a uma panela preaquecida e refogar bem. Acrescentar cebola e alho picados, temperar com sal e cheiro-verde. Reservar aquecido.

Para o molho

Em uma panela refogar alho e cebola. Acrescentar o molho de tomate e mexer bem. Misturar o suco de tomate com a farinha de trigo e juntar à panela. Misturar até engrossar. Juntar o molho inglês, o leite, o catchup e a mostarda, e, por último o iogurte desnatado. Mexer e deixar ferver até engrossar. Acrescentar o champignon e ferver por mais 5 minutos. Se precisar, colocar mais sal. Reservar quente.

Para montar uma porção

Em um prato, colocar 2 colheres (sopa) rasas de arroz e ao lado, 2 colheres (sopa) de carne em iscas. Regar com o molho e salpicar salsinha.

Rendimento

10 porções de 212 calorias cada.

Estrogonofe de frango com batata ao natural

Ingredientes

400 g de peito de frango sem osso
1 lata de molho de tomate
1 copo (americano) duplo de suco natural de tomate (200 ml)
2 colheres (sopa) rasas de farinha de trigo
1 cebola grande
1 copo (americano) duplo de leite desnatado (200 ml)
⅓ copo (americano) de iogurte desnatado (50 g)
25 unidades de champignons fatiados
1 batata grande (300 g) cortada em fatias finas
Sal, alho, noz-moscada, shoyu, catchup, cheiro-verde e mostarda a gosto

Modo de preparo

Picar o frango em iscas e refogá-lo em uma panela. Juntar cebola e alho, temperar com cheiro-verde e shoyu. Acrescentar água suficiente para deixar o frango macio.

Para o molho

Refogar em uma panela cebola e alho, juntar o molho e o suco de tomate e deixar ferver. Dissolver a farinha de trigo no leite e juntar à panela. Mexer até que o caldo engrosse. Acrescentar o champignon e o iogurte natural. Temperar com catchup e mostarda, sal e molho inglês. Deixar ferver por mais 5 minutos. Cozinhar a batata em água e sal. Aquecer uma frigideira e refogar cebola e alho. Juntar a batata e salteá-la. Temperar com sal, cheiro-verde e noz-moscada.

Para montar uma porção

Colocar em um prato duas colheres (sopa) cheias do frango desfiado (40 gramas) e uma colher (sopa) da batata cozida, regar com o molho.

Rendimento

10 porções de 123 calorias cada.

Falsa maionese

Ingredientes

1 batata média
1 cenoura média
2 colheres (sopa) de azeite
1 copo (americano) de leite desnatado
1 colher (chá) de mostarda
1 colher (sopa) de vinagre
1 colher (chá) de sal

Modo de preparo

Cozinhar a cenoura e a batata e cortá-las em pedaços. Bater, no liquidificador, a batata e a cenoura já picadas com os outros ingredientes.

Rendimento

Aproximadamente 30 colheres (sopa).

Observação

Uma colher (sopa) fornece aproximadamente 12 calorias, ao passo que a maionese comum fornece 65 calorias.

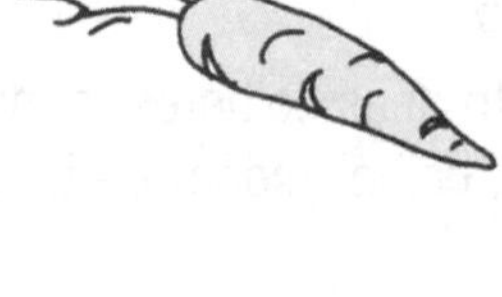

Filé ao molho mostarda com ratatouille

Ingredientes

300 g de filé mignon
1 cebola pequena picada
1 copo (americano) de leite desnatado
2 colheres (sopa) rasas de farinha de trigo
1 berinjela grande
1 abobrinha média
2 pimentões grandes
Mostarda a gosto
Sal, alho, noz-moscada, cheiro-verde, shoyu a gosto
1 colher (sopa) rasa de margarina *light* para untar

Modo de preparo

Separar o filé em porções e temperar com sal. Grelhar em uma chapa ou frigideira aquecida e untada com margarina *light*. Deixar dourar dos dois lados e reservar.

Para o molho mostarda

Em uma panela refogar alho e cebola, dissolver a farinha de trigo no leite e juntar à panela. Mexer bem até engrossar. Acrescentar a mostarda e temperar com sal, noz-moscada e cheiro-verde. Ferver por mais 5 minutos e reservar. Refogar em uma panela cebola e alho. Juntar os legumes picados em cubos e mexer bem. Colocar shoyu a gosto. Mexer e experimentar o tempero. Se precisar, acrescentar sal. Temperar com cheiro-verde. Servir quente. Ter cuidado com o shoyu, pois pode deixar os legumes salgados.

Para montar

Ao centro de um prato colocar o filé mignon e regar com o molho mostarda. Colocar o ratatouille, salpicar salsinha e servir em seguida.

Rendimento

10 porções de 128 calorias cada.

Filé de frango à jardineira

Ingredientes

600 g de filé de frango
2 cebolas pequenas picadas
1 chuchu médio
2 cenouras médias
2 tomates pequenos
10 colheres (sopa) de vagem
4 colheres (sopa) de ervilhas
1 colher (sopa) de amido de milho
Sal, alho, cheiro-verde, salsinha a gosto
1 colher (sopa) rasa de margarina *light* para untar

Modo de preparo

Temperar os filés de frango e grelhar em chapa quente untada com margarina *light*. Reservar quente. Refogar cebola e alho em uma panela e ir acrescentando os legumes já picados e cozidos. Misturar bem e deixar refogar por alguns minutos. Juntar ½ copo de água com o amido de milho e acrescentar aos legumes. Juntar mais 200 mililitros de água. Deixar ferver. Temperar com sal e cheiro-verde. Servir em seguida.

Para montar

Colocar o filé de frango no centro de um prato e colocar o molho de legumes sobre ele. Salpicar salsinha picada.

Rendimento

10 porções de 129 calorias cada.

Filé de frango a rolê

Ingredientes

600 g de filé de frango
3 cebolas grandes
10 colheres (sopa) de molho de tomate (200 g)
2 cenouras médias
1 copo (americano) duplo de leite desnatado (200 ml)
2 colheres (sopa) rasas de farinha de trigo
Sal, alho, noz-moscada e cheiro-verde a gosto

Modo de preparo

Cortar a cenoura e a cebola (reservar um pouco para o molho) em bastões. Temperar os filés de frango com sal. No centro de cada um colocar a cenoura e a cebola. Enrolar os filés de frango acertando as pontas e prender com um palito. Cozinhar em uma panela com o molho de tomate até que esteja macio.

Para o molho

Em uma panela, refogar cebola e alho, juntar o leite desnatado misturado com a farinha de trigo e mexer até ferver e engrossar. Temperar com sal e noz-moscada. Servir o filé de frango quente com o molho branco.

Rendimento

10 porções de 128 calorias cada.

Filé de frango ao molho curry com arroz

Ingredientes

500 g de filé de frango
1 copo americano de leite desnatado
1 colher (sopa) de farinha de trigo
1 cebola pequena
3 conchas médias de arroz cozido
Sal, alho e curry a gosto
1 colher (sopa) rasa de margarina *light*

Modo de preparo

Temperar os filés de frango com sal. Grelhar em chapa ou frigideira já quente, untada com margarina *light* até dourar os dois lados. Levá-los ao forno preaquecido em uma assadeira por 10 minutos. Reservar quente.

Para o molho

Refogar em uma panela alho e cebola. Dissolver a farinha de trigo no leite e juntar à panela. Mexer bem até engrossar. Acrescentar o curry a gosto e temperar com sal e cheiro-verde. Ferver por mais alguns minutos. Reservar.

Para montar o prato

Colocar 1 porção de filé de frango regado com, aproximadamente, 1 colher (sopa) de molho acompanhado de 2 colheres (sopa) de arroz. Salpicar salsinha.

Rendimento

10 porções de 128 calorias cada.

Filé de frango ao molho de ervilhas com legumes ao natural

Ingredientes

500 g de filé de frango
6 colheres (sopa) cheias de ervilhas
8 colheres (sopa) de molho de tomate
2 cenouras médias
10 colheres (sopa) de vagem (200 g)
4 pires (chá) de brócolis
3 batatas pequenas
1 cebola grande
Alho, sal e salsinha picada

Modo de preparo

Temperar os filés com sal e reservar.

Para o molho

Em uma panela refogar alho e a cebola. Fazer um purê com as ervilhas deixando ¼ delas sem triturar. Juntar à panela e mexer bem. Acrescentar o molho de tomate e deixar ferver. Temperar com sal e orégano e reservar aquecido. Grelhar o frango e levar ao forno para corar.

Para os legumes

Picar os legumes e cozinhá-los "al dente". Em uma frigideira refogar cebola picadinha, juntar os legumes, sal e salsinha picada.

Para montar uma porção

Colocar em um prato 2 colheres (sopa) cheias dos legumes e uma porção de frango regado com o molho. Salpicar salsinha e servir quente.

Rendimento

10 porções de 130 calorias cada.

Filé de frango ao molho de manga com batata corada

Ingredientes

500 g de filé de frango
1 xícara (chá) rasa de suco de manga
100 g de manga
3 batatas médias
1 colher (sobremesa) de amido de milho
Sal, alho, cebola e ervas finas a gosto

Modo de preparo

Temperar os filés de frango com sal e grelhar em uma chapa ou frigideira aquecida, virando os dois lados até dourar. Levar em uma assadeira ao forno preaquecido por 15 minutos. Reservar. Picar as batatas em rodelas grandes e cozinhar em água e sal. Escorrer e colocar em uma assadeira de modo que fiquem separadas. Temperar 200 mililitros de água com vinagre e um pouco de sal e regar as batatas. Salpicar orégano e salsinha e levar ao forno aquecido até dourar.

Para o molho

Refogar em uma panela cebola e alho. Juntar o suco de manga e deixar ferver até reduzir ⅓. Dissolver 1 colher (sobremesa) de amido de milho em 200 mililitros de água e juntar ao suco de manga e deixar ferver. Acrescentar a manga picada em cubos e temperar com sal e ervas finas.

Para montar um prato

Uma porção de filé de frango regado com aproximadamente 1 colher (sopa) de molho e uma rodela de batata corada. Salpicar salsinha.

Rendimento

10 porções de 117 calorias cada.

Filé de frango ao molho mostarda com arroz à grega

Ingredientes

500 g de filé de frango
1 xícara (chá) cheia de leite desnatado
2 colheres (sopa) rasas de farinha de trigo
1 colher (sopa) cheia de mostarda
300 g de arroz cozido ou 3 conchas médias
2 cenouras médias cozidas
1 cebola grande
5 colheres (sopa) de vagem cozida
1 tomate médio
Sal, alho e cheiro-verde a gosto
1 colher (sopa) rasa de margarina *light* para untar

Modo de preparo

Dividir o filé de frango em porções. Temperar com sal e grelhar os filés em uma chapa ou frigideira untada com margarina *light*. Levar ao forno preaquecido até dourar.

Para o molho

Refogar em uma panela alho e cebola, dissolver a farinha de trigo no leite e juntar à panela. Mexer bem até engrossar. Acrescentar a mostarda e temperar com sal e cheiro-verde. Ferver por mais 5 minutos e reservar. Em uma panela refogar alho e cebola, juntar os legumes picados e cozidos e incorporar o arroz cozido até que fique bem misturado. Temperar com sal e cheiro-verde.

Para montar uma porção

Colocar em um prato 2 colheres (sopa) cheias de arroz à grega, ½ filé de tamanho médio (50 gramas) e regar com o molho de mostarda. Salpicar salsinha e servir quente.

Rendimento

10 porções de 150 calorias cada.

Filé de frango com palmito e molho branco

Ingredientes

5 peitos de frango médio desossados (600 g)
10 unidades médias de palmito
2 xícaras (chá) de leite desnatado
1 cebola pequena
2 colheres (sopa) cheias de farinha de trigo
Sal, alho, noz-moscada e salsinha a gosto

Modo de preparo

Temperar o peito de frango com sal. Reservar.

Para o molho

Em uma panela refogar o alho e a cebola, juntar o leite e a farinha de trigo, mexendo até engrossar. Temperar com sal e noz-moscada. Reservar aquecido.

Grelhar o frango e colocar em uma assadeira. Sobre o filé de frango, colocar um palmito cortado pela metade e regar com uma colher (sopa) de molho branco. Levar ao forno por, aproximadamente, 15 minutos. Salpicar salsinha e servir quente.

Rendimento

10 porções de 99 calorias cada.

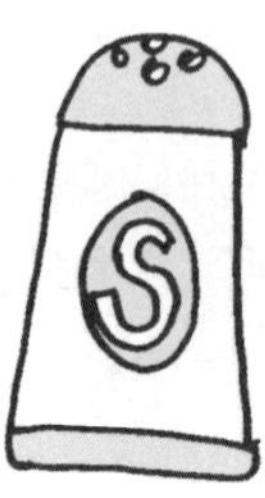

Filé de frango grelhado ao molho de abacaxi com arroz

Ingredientes

550 g de filé de frango
4 fatias pequenas de abacaxi em calda cortados em cubos (150 g)
1 colher (sopa) de amido de milho
Sal, alho, cheiro-verde, shoyu e ervas finas
1 colher (sopa) rasa de margarina *light* para untar

Modo de preparo

Dividir o filé de frango em porções. Temperar com sal e grelhar os filés em uma chapa ou frigideira untada com margarina *light*, até dourar os dois lados. Levar ao forno preaquecido até dourar. Reservar.

Para o molho

Refogar em uma panela alho e cebola, colocar o caldo de frango (ver receita) preparado e deixar ferver. Juntar o abacaxi picado e misturar bem. Dissolver o amido de milho em um copo de água, juntar à panela e mexer bem até engrossar. Temperar com sal, shoyu, ervas finas e cheiro-verde. Deixar cozinhar por 5 minutos.

Para o arroz

Em uma panela refogar o alho e a cebola. Juntar o arroz e misturar bem. Acrescentar água quente até cobrir o arroz. Temperar com sal. Ir acrescentando água, conforme a necessidade do cozimento do arroz.

Rendimento

10 porções de 130 calorias cada.

Filé de frango grelhado com chuchu e cenoura refogados

Ingredientes

500 g de filé de frango
2 cebolas pequenas picadas
1 colher (sopa) de amido de milho
1 chuchu grande cozido
4 cenouras médias cozidas
Sal, alho, estragão, cheiro-verde, salsinha picada a gosto
1 colher (sopa) de margarina *light* para untar

Modo de preparo

Dividir o filé de frango em porções. Temperar com sal e grelhar em uma chapa ou frigideira aquecida, untada com margarina *light*. Levar ao forno quente até dourar.

Para o molho

Refogar em uma panela alho e cebola, colocar o caldo de frango (ver receita na página 43) e deixar ferver. Dissolver o amido de milho em uma xícara de água, juntar à panela e mexer bem até engrossar. Temperar com sal, shoyu, estragão e cheiro-verde. Refogar alho e cebola em uma frigideira, juntar o chuchu e a cenoura cozida. Refogar bem e temperar com sal e salsinha picada. Servir quente.

Rendimento

10 porções de 128 calorias cada.

Filé de frango grelhado com chuchu gratinado

Ingredientes

600 g de filé de frango
2 cebolas pequenas picadas
1 colher (sopa) de amido de milho
2 chuchus médios (700 g)
1 xícara (chá) de leite desnatado
2 colheres (sopa) rasas de farinha de trigo
Sal, alho, cheiro-verde, shoyu, ervas finas, noz-moscada a gosto
1 colher (sopa) de margarina *light* para untar

Modo de preparo

Dividir o filé de frango em porções; temperar com sal e grelhar os filés em uma chapa ou frigideira untada com margarina *light*, aquecida. Levar ao forno quente até dourar.

Para o molho

Refogar em uma panela alho e cebola, colocar o caldo de frango (ver receita página 43) e deixar ferver. Dissolver o amido de milho em uma xícara de água, juntar à panela e mexer bem até engrossar. Temperar com sal, shoyu, ervas finas e cheiro-verde.

Para o molho branco

Refogar cebola e alho em uma panela, dissolver a farinha de trigo no leite e levar à panela. Mexer bem até engrossar. Temperar com sal noz-moscada e cheiro-verde. Ferver por mais 5 minutos.

Cortar o chuchu em pedaços grandes. Cozinhar em água e sal. Colocar o chuchu em uma assadeira, regar o molho branco por cima e levar ao forno aquecido até que fique dourado.

Ao montar o prato, servir o chuchu com um pouco de molho branco, acompanhado do filé de frango regado com o molho.

Rendimento

10 porções de 130 calorias cada.

Filé mignon à pizzaiolo com batata corada

Ingredientes

400 g de filé mignon
10 fatias pequenas de ricota
5 colheres (sopa) de molho de tomate (100 ml)
1 tomate médio
3 batatas médias
Sal, alho, vinagre, orégano, louro e salsinha a gosto

Modo de preparo

Cortar o filé mignon em bifes. Temperar com sal e reservar.

Cortar as batatas em rodelas e cozinhá-las em água e sal. Colocá-las em uma assadeira. Temperar com sal, orégano, vinagre e salsinha. Levar ao forno quente até corar. Grelhar o filé mignon e levar ao forno para manter aquecido.

Para o molho

Refogar o alho e a cebola, acrescentar o molho de tomate e deixar ferver. Temperar com sal, orégano e louro. Reservar aquecido. Forrar o fundo de uma assadeira com uma camada fina de molho de tomate. Colocar os bifes do filé mignon e por cima deles uma fatia de ricota, o tomate em rodela e o orégano. Levar ao forno por aproximadamente 10 minutos.

Para montar uma porção

Em um prato colocar uma colher de molho de tomate e por cima um bife de filé. Para acompanhar, duas rodelas de batata corada. Servir quente.

Rendimento

10 porções de 177 calorias cada.

Filé mignon ao molho de alho-poró e arroz com lentilha

Ingredientes

350 g de filé mignon
1 cebola pequena picada
100 g de alho-poró fatiado
1 colher (sopa) de amido de milho
1 xícara (chá) cheia de arroz cozido
2 colheres (sopa) de lentilhas cozidas
1 xícara (chá) de caldo de carne
Sal, alho e cheiro-verde a gosto
1 colher (sopa) rasa de margarina *light* para untar

Modo de preparo

Fatiar o filé mignon em partes iguais e temperar com sal. Grelhar em uma frigideira ou chapa preaquecida, untada com margarina *light*. Reservar em forno quente.

Para o molho

Refogar cebola e alho em uma panela e acrescentar o alho-poró fatiado. Mexer bem. Colocar caldo de carne (ver receita na página 43) e deixar ferver. Dissolver o amido de milho em um copo com água pela metade e juntar ao molho. Deixar ferver até engrossar. Temperar com sal e cheiro-verde.

Para o arroz

Refogar cebola e alho e juntar a lentilha cozida. Mexer bem e acrescentar o arroz branco cozido. Misturar e temperar com sal e cheiro-verde a gosto.

Rendimento

10 porções de 129 calorias cada.

Filé mignon ao molho de champignon com beterraba e cenoura glaçadas

Ingredientes

450 g de filé mignon
2 colheres (sopa) de champignon
1 cebola pequena picada
2 colheres (sopa) de amido de milho
1 tomate médio
1 beterraba grande
2 cenouras grandes
1 colher (sobremesa) de adoçante em pó para forno e fogão
1 xícara (chá) de caldo de carne
Sal, alho, cheiro-verde, ervas finas, noz-moscada a gosto
1 colher (sopa) rasa de margarina *light* para untar

Modo de preparo

Fatiar o filé mignon em partes iguais e temperar com sal. Grelhar em uma frigideira ou chapa preaquecida, untada com margarina *light*. Reservar em forno quente.

Para o molho

Refogar cebola e alho em uma panela, acrescentar caldo de carne (ver receita na página 43) e deixar ferver. Juntar o champignon e os tomates em cubos. Engrossar com 2 colheres (sopa) de amido de milho dissolvido em ½ xícara de água. Deixar ferver. Temperar com sal e ervas finas. Em uma panela colocar a beterraba cozida e picada e acrescentar uma colher (sobremesa) de adoçante em pó para forno e fogão. Colocar ½ xícara de água. Deixar ferver até secar a água e a beterraba ficar caramelada. Temperar com sal e noz-moscada. Repetir o modo de preparo com a cenoura. Servir quente.

Rendimento

10 porções de 130 calorias cada

Filé mignon ao molho funghi com purê de batatas

Ingredientes

500 g de filé mignon
1 cebola pequena
Sal e alho a gosto
1 xícara (chá) rasa de leite desnatado
50 g de funghi seco
2 colheres (sopa) de farinha de trigo
2 batatas médias cozidas

Modo de preparo

Fatiar o filé mignon e achatá-lo com um batedor de carne. Temperar com sal e levar para grelhar em uma chapa aquecida até dourar os dois lados. Manter aquecido em forno a 100°C por minutos.

Para o molho

Deixar o funghi seco de molho em água quente por 1 hora ou até que fique macio. Retirá-lo da água e fatiá-lo. Aquecer uma panela e refogar cebola e alho. Diluir a farinha de trigo no leite e juntar à panela mexendo sempre até engrossar. Acrescentar o funghi fatiado e deixar ferver por 5 minutos. Temperar com sal e ervas finas. Se necessário, acrescentar água quente para deixar o molho mais ralo.

Para o purê

Cozinhar as batatas em água e sal. Escorrer as batatas e espremê-las ou peneirá-las. Aquecer uma panela e refogar cebola e alho. Juntar o purê de batatas e misturar, acrescentando água quente até ficar cremoso. Temperar o purê com noz-moscada e se precisar, mais sal.

Para montar um prato

Uma porção de filé mignon regado com o molho funghi, aproximadamente 1 colher (sopa), acompanhado por 1 colher (sopa) de purê de batata.

Rendimento

10 porções de 145 calorias cada.

Filé mignon ao molho funghi e arroz com lentilha

Ingredientes

350 g de filé mignon
1 cebola pequena picada
½ xícara (chá) de leite desnatado
50 g de funghi seco
1 colher (sopa) de farinha de trigo
1 ⅓ xícara (chá) de arroz cozido
2 colheres (sopa) de lentilhas
Sal, alho, cheiro-verde a gosto
1 colher (sopa) de margarina *light* para untar

Modo de preparo

Fatiar o filé mignon em partes iguais e temperar com sal. Grelhar em uma frigideira ou chapa aquecida, untada com margarina *light*. Reservar em forno quente.

Para o molho

Deixar o funghi de molho em água morna por 1 hora, aproximadamente, ou até ficar macio; escorrer a água em seguida e fatiar o funghi. Em uma panela refogar alho e cebola, dissolver a farinha de trigo ao leite e juntar à panela. Mexer bem até engrossar. Acrescentar o funghi picado em tiras e temperar com sal e cheiro-verde. Ferver por mais 5 minutos e reservar.

Para o arroz

Refogar cebola e alho e juntar a lentilha cozida. Mexer bem e acrescentar o arroz branco cozido. Misturar e temperar com sal e cheiro-verde a gosto.

Rendimento

10 porções de 129 calorias cada.

Filé mignon ao molho madeira com couve-flor gratinada

Ingredientes

500 g de filé mignon fatiado
1 cebola pequena
1 copo (americano) duplo de leite desnatado (200 ml)
2 colheres (sopa) rasas de farinha de trigo
2 colheres (sopa) de amido de milho
1 couve-flor tamanho médio (700 g)
Sal, shoyu, noz-moscada, alho e cheiro-verde a gosto
1 colher (sopa) rasa de margarina *light*

Modo de preparo

Aquecer uma chapa ou frigideira, untar com margarina *light* e grelhar o filé. Levar ao forno preaquecido para dourar. Reservar.

Para o molho madeira

Em uma panela colocar cebola picada, 1 cenoura, talos de salsinha, louro, shoyu e aparas de filé. Mexer até dourar. Acrescentar 1 litro de água e deixar ferver por 20 minutos. Coar o caldo. Refogar alho e cebola na panela, juntar o caldo coado e deixar ferver. Dissolver o amido de milho em uma xícara de água e juntar ao caldo. Mexer bem até engrossar. Temperar com sal ou shoyu, e cheiro-verde.

Para o molho branco

Refogar cebola e alho em uma panela, dissolver a farinha de trigo no leite e levar à panela. Mexer bem até engrossar. Temperar com sal, noz-moscada e cheiro-verde. Ferver por mais 5 minutos. Dividir a couve-flor em porções e cozinhá-la em água e sal. Colocar a couve-flor em uma assadeira, regar o molho branco por cima e levar ao forno preaquecido até que fique gratinada.

Para montar uma porção

Colocar em um prato um bife de filé tamanho pequeno (50 gramas), um ramo de couve flor médio e regar o molho madeira sobre o filé mignon e o molho branco sobre a couve-flor. Servir quente.

Rendimento

10 porções de 191 calorias cada.

Filé mignon ao molho mostarda com legumes sauté

Ingredientes

600 g de filé mignon
5 colheres (sopa) de cebola picada
1 xícara (chá) cheia de leite desnatado
2 colheres (sopa) rasas de farinha de trigo
1 colher (sopa) cheia de mostarda
2 cenouras médias
4 pires (chá) de brócolis
2 batatas médias
Sal, alho e cheiro-verde a gosto
1 colher (sopa) de margarina *light* para untar

Modo de preparo

Fatiar o filé mignon e temperar com sal. Grelhar em uma frigideira ou chapa untada com margarina *light*. Levar ao forno preaquecido por 15 minutos ou até dourar. Reservar.

Para o molho

Refogar em uma panela cebola e alho. Dissolver a farinha de trigo no leite e juntar à panela. Ferver até engrossar. Acrescentar a mostarda e temperar com sal e cheiro-verde. Deixar ferver por mais 10 minutos. Reservar. Refogar em uma frigideira cebola e alho. Juntar os legumes já picados e cozidos. Temperar com sal e salsinha picada.

Para montar uma porção

Colocar um filé pequeno (60 gramas), 2 colheres (sopa) de legumes e regar com o molho.

Rendimento

10 porções de 221 calorias cada.

Filé mignon ao molho vinagrete com tomate recheado

Ingredientes

350 g de filé mignon
2 cebolas médias picadas em cubos
8 tomates médios picados em cubos
2 batatas médias picadas
3 colheres (sopa) cheias de ervilhas cozidas
1 cenoura média cozida
Sal, alho, noz-moscada, cheiro-verde, vinagre, orégano e salsinha a gosto
1 colher (sopa) de margarina *light* para untar

Modo de preparo

Fatiar o filé mignon em partes iguais e temperar com sal. Grelhar em uma frigideira ou chapa preaquecida, untada com margarina *light*. Reservar em forno preaquecido.

Para os tomates recheados

Tirar a tampa de 5 tomates, tirar as sementes fazendo um buraco no centro com uma colher, sem furá-los. Dispor os tomates em uma assadeira e salpicar sal em cada um deles; reservar. Preparar um purê com a batata cozida. Refogar com alho e 1 cebola a ervilha e a cenoura cozida. Juntar o purê de batata, acrescentar duas colheres de água e mexer bem até ficar cremoso. Temperar com sal, noz-moscada e cheiro-verde. Rechear cada tomate com uma colher (sopa) cheia de recheio. Salpicar orégano e salsinha picada. Levar ao forno para cozinhar os tomates por aproximadamente 10 minutos.

Para o molho

Picar 3 tomates e 1 cebola em cubos. Em uma panela refogar a cebola picada e o alho. Deixar dourar. Juntar o tomate em cubos, mexer bem. Temperar com sal, vinagre, orégano e cheiro-verde. Acrescentar 400 mililitros de água. Desligar assim que levantar fervura para que os tomates não desmanchem. Para servir, colocar o tomate na parte de cima do prato e o filé. Regar com o molho de vinagrete. Salpicar salsinha picada e servir quente.

Rendimento

5 porções de 258 calorias cada.

Frango ao molho de salsão com creme de milho

Ingredientes

450 g de coxa e sobrecoxa de frango
3 talos pequenos de salsão (150 g)
1 colher (sopa) de amido de milho
1 copo (americano) de leite desnatado
2 cebolas pequenas picadas
300 g de milho verde em grãos
2 colheres (sopa) rasas de farinha de trigo
1 xícara (chá) de caldo de frango
Sal, alho, cheiro-verde, shoyu, ervas finas, noz-moscada a gosto
1 colher (sopa) rasa de margarina *light* para untar

Modo de preparo

Dividir o frango em porções; temperar com sal e grelhar os filés em uma chapa ou frigideira untada com margarina *light*, aquecida. Levar ao forno quente até dourar.

Para o molho

Refogar em uma panela alho e 1 cebola, colocar o caldo de frango (ver receita na página 43) e deixar ferver. Juntar o salsão picado e misturar bem. Dissolver o amido de milho em uma xícara de água, juntar à panela e mexer bem até engrossar. Temperar com sal, shoyu, ervas finas e cheiro-verde.

Creme de milho

Bater o milho no liquidificador com o leite e 1 xícara de água. Coar em peneira média. Refogar 1 cebola e alho em uma panela e juntar o milho batido e coado. Deixar ferver. Dissolver a farinha de trigo em ½ xícara de água e acrescentar à panela. Mexer bem. Deixar ferver por 5 minutos. Temperar com sal, noz-moscada e cheiro-verde.

Rendimento

10 porções de131 calorias cada.

Frango assado ao molho de laranja com arroz e brócolis

Ingredientes

600 g de coxa e sobrecoxa de frango
1 cebola pequena
150 ml de suco de laranja
2 conchas médias de arroz cozido
1 xícara (chá) de brócolis cozidos
1 colher (sobremesa) de amido de milho
1 xícara (chá) de caldo de frango
Sal, ervas finas e alho a gosto

Modo de preparo

Temperar o frango com sal e arrumá-lo em uma assadeira. Regar um pouco de suco de laranja e caldo de frango (ver receita na página 43). Cobrir com papel alumínio a assadeira e levar para assar em forno preaquecido a 180°C por 30 a 40 minutos. Em seguida, retirar o papel alumínio, virar o frango na assadeira para que a parte de baixo fique para cima, retornar ao forno e deixar assar por mais 20 minutos ou até que fique dourado. Reservar quente.

Para o molho

Aquecer uma panela e refogar cebola e alho. Acrescentar o caldo de frango e o restante do suco de laranja. Deixar ferver e reduzir até ⅓ do molho. Diluir 1 colher (sobremesa) de amido de milho em ½ xícara (chá) de água e misturar ao molho, mexendo sempre até engrossar. Temperar com sal, gotas de limão e ervas finas. Reservar. Juntar o arroz com o brócolis e misturar bem.

Para montar uma porção

Colocar no prato uma porção do frango regado com o molho, aproximadamente 1 colher (sopa) e 2 colheres (sopa) de arroz com brócolis para acompanhar.

Rendimento

10 porções de 196 calorias cada.

Frango xadrez com arroz

Ingredientes

600 g de coxa e sobrecoxa de frango desossadas
1 cenoura grande
1 pimentão vermelho tamanho médio
5 colheres (sopa) de vagem (100 g)
1 cebola grande
15 colheres (sopa) de shoyu (90 ml)
2 colheres (sopa) rasas de amido de milho
300 g de arroz cozido
Sal, alho e cheiro-verde a gosto

Modo de preparo

Cortar as coxas e sobrecoxas em cubinhos. Refogar em uma panela ½ cebola e o alho, juntar o frango e mexer bem até cozinhar. Temperar com sal e cheiro-verde. Reservar mantendo aquecido. Picar a cenoura em cubinhos e cozinhar em água e sal. Reservar.

Cortar o pimentão em losangos. Reservar. Cortar a vagem em tiras pequenas, cozinhar em água com sal por 3 minutos.

Para o molho

Em uma panela refogar o alho e ½ cebola. Dissolver o amido em uma xícara de água e acrescentar à panela. Deixar ferver até engrossar. Juntar os legumes picados e ferver por mais 5 minutos. Temperar com sal a gosto.

Para montar uma porção

Em um recipiente, colocar ½ xícara (chá) de frango picado, regar com o molho de legumes por cima, salpicar cheiro-verde picado. Servir com 2 colheres (sopa) rasas de arroz.

Rendimento

10 porções de 153 calorias cada.

Galinhada

Ingredientes

2 xícaras (chá) cheias de arroz cozido
300 g de coxa e sobrecoxa de frango desossadas
1 cebola pequena picada
3 colheres (sopa) de extrato de tomates
7 colheres (sopa) de vagem cozida
1 cenoura grande cozida
Sal, alho, cheiro-verde, açafrão, noz-moscada e coentro em pó a gosto

Modo de preparo

Cortar as coxas e sobrecoxas desossadas em pedaços pequenos. Em uma panela, refogar cebola e alho. Juntar o frango e refogar. Temperar com sal. Ir colocando água aos poucos, até cozinhar. Acrescentar o extrato de tomate e o açafrão. Mexer bem. Juntar a cenoura e a vagem cozidas em cubos. Misturar e colocar o arroz cozido; temperar com sal, cheiro-verde, noz-moscada e coentro em pó. Misturar bem e deixar cozinhar por mais 5 minutos. Servir em seguida.

Rendimento

10 porções de 130 calorias cada.

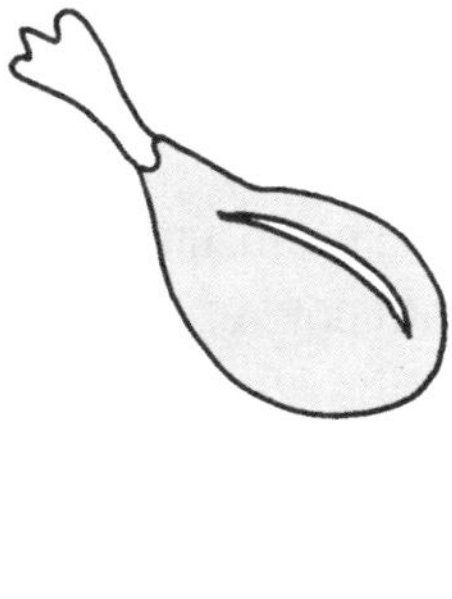

Lagarto ao molho branco com champignon com ervilha e cenoura sauté

Ingredientes

400 g de lagarto
4 cebolas pequenas picadas
1 copo (americano) de leite desnatado
2 colheres (sopa) rasas de farinha de trigo
2 colheres (sopa) cheias de champignon
2 cenouras grandes
3 colheres (sopa) de ervilhas
Sal, alho, vinagre, shoyu, talos de salsinha, folhas de louro, cheiro-verde, salsinha picada a gosto

Modo de preparo

Temperar o lagarto com alho, sal, 1 cebola e vinagre. Deixar marinar por 1 hora. Aquecer uma panela e colocar o lagarto virando-o de vez em quando até dourar todos os lados. Regar com um pouco de shoyu. Acrescentar 2 cebolas picadas, 1 cenoura, talos de salsinha e 2 folhas de louro. Cobrir com água e deixar ferver até o lagarto cozinhar e ficar macio. Retirar a carne da panela e cortar em fatias finas. Colocar em uma assadeira e regar com o caldo da panela em que foi cozido. Levar ao forno preaquecido até dourar. Reservar.

Para o molho

Em uma panela refogar alho e ½ cebola, dissolver a farinha de trigo ao leite e juntar à panela. Mexer bem até engrossar. Acrescentar o champignon e temperar com sal e cheiro-verde. Ferver por mais 5 minutos e reservar.

Refogar alho e ½ cebola em uma frigideira e juntar a cenoura cozida e as ervilhas, cada um por vez, saltear bem e temperar com sal e salsinha picada.

Rendimento

10 porções de 129 calorias cada.

Lagarto ao molho branco com champignon e purê de cenoura

Ingredientes

500 g de lagarto
4 cebolas
1 copo americano de leite desnatado
2 colheres (sopa) rasas de farinha de trigo
20 unidades grandes de champignon
5 cenouras grandes cozidas
Sal, alho, cebola, noz-moscada, ervas finas, shoyu, molho inglês, folhas de louro ,talos de salsinha e cheiro-verde a gosto

Modo de preparo

Temperar o lagarto com alho, sal, 1 cebola e vinagre. Deixar marinar por 1 hora. Aquecer uma panela e colocar o lagarto virando-o de vez em quando até dourar todos os lados. Regar um pouco de shoyu e molho inglês. Acrescentar 2 cebolas picadas, 1 cenoura, talos de salsinha e 2 folhas de louro. Cobrir com água e deixar ferver até cozinhar e ficar macio. Retirar a carne da panela e cortar em fatias finas. Colocar em uma assadeira e regar com o caldo da panela em que foi cozido. Levar ao forno preaquecido a 180°C até dourar. Reservar.

Modo de preparo do purê de cenoura

Cozinhar 4 cenouras em água e sal. Bater no liquidificador até obter um purê. Aquecer uma panela e refogar cebola e alho. Juntar o purê de cenoura e mexer bem. Se necessário temperar com mais sal, noz-moscada e cheiro-verde.

Para o molho branco

Aquecer uma panela e refogar alho e 1 cebola. Dissolver o trigo no leite e juntar à panela mexendo sempre até engrossar. Se ficar muito consistente, acrescentar água ao molho e juntar o champignon fatiado. Deixar ferver e temperar com sal, noz-moscada e ervas finas.

Rendimento

10 porções de 127 calorias cada.

Lagarto ao molho de alho-poró com cenoura e vagem sauté

Ingredientes

400 g de lagarto
4 cebolas pequenas picadas
100 g de alho-poró
1 colher (sopa) de amido de milho
10 colheres (sopa) de vagem
3 cenouras médias
Sal, alho, vinagre, shoyu, talos de salsinha, folhas de louro, cheiro-verde e salsinha a gosto

Modo de preparo

Temperar o lagarto com alho, sal, ½ cebola e vinagre. Deixar marinar por 1 hora. Aquecer uma panela e colocar o lagarto virando-o de vez em quando até dourar todos os lados. Regar com um pouco de shoyu. Acrescentar 2 cebolas picadas, 1 cenoura, talos de salsinha e 2 folhas de louro. Cobrir com água e deixar ferver até o lagarto cozinhar e ficar macio. Retirar a carne da panela e cortar em fatias finas. Colocar em uma assadeira e regar com o caldo da panela em que foi cozido. Levar ao forno preaquecido até dourar. Reservar. Refogar alho e 1 cebola em uma frigideira e juntar a cenoura cozida e a vagem, um por vez. Saltear bem e temperar com sal e salsinha picada. Servir em seguida.

Para o molho

Refogar ½ cebola e alho em uma panela e acrescentar o alho-poró fatiado. Mexer bem. Colocar caldo do lagarto e deixar ferver. Dissolver o amido de milho em uma xícara com água pela metade e juntar ao molho. Deixar ferver até engrossar. Temperar com sal e cheiro-verde.

Rendimento

10 porções de 131 calorias cada.

Lagarto ao molho madeira com batata corada

Ingredientes

500 g de lagarto
2 colheres (sopa) de amido de milho
2 cebolas grandes
1 cenoura
5 batatas médias
Sal, vinagre, salsinha, orégano, folhas de louro, shoyu, cheiro-verde e alho a gosto

Modo de preparo

Temperar o lagarto com alho, 1 cebola e sal. Deixar marinar por 1 hora. Levar o lagarto a uma panela quente e virar o lagarto até dourar todos os lados. Juntar ½ cebola picada, 1 cenoura, talos de salsinha, folhas de louro e shoyu. Mexer bem, cobrir com água e deixar ferver até que o lagarto fique macio. Tirar da panela, fatiar e levar ao forno preaquecido para dourar. Reservar o caldo. Cortar as batatas e cozinhá-las em água e sal. Deixar escorrer e colocar em uma assadeira. Temperar com sal, vinagre, salsinha e orégano. Levar ao forno preaquecido a 200°C até que as batatas fiquem coradas.

Para o molho

Coar o caldo que cozinhou o lagarto. Refogar ½ cebola e alho em uma panela e juntar o caldo do lagarto. Deixar ferver. Dissolver 2 colheres (sopa) de amido de milho em uma xícara com água. Juntar ao caldo e mexer bem até engrossar. Temperar com shoyu e cheiro-verde.

Para montar uma porção

Colocar uma fatia fina (50 gramas) do lagarto em um prato, regar com o molho madeira e acrescentar 2 rodelas da batata.

Rendimento

10 porções de 104 calorias cada.

Lagarto ao molho madeira com couve refogada

Ingredientes

400 g de lagarto
5 cebolas pequenas picadas
1 cenoura pequena
1 colher (sopa) de amido de milho
½ maço pequeno de couve picada (500 g)
Sal, alho, cheiro-verde, vinagre, shoyu, talos de salsinha e folhas de louro.

Modo de preparo

Temperar o lagarto com alho, sal, 1 cebola e vinagre. Deixar marinar por 1 hora. Aquecer uma panela e colocar o lagarto virando-o de vez em quando até dourar todos os lados. Regar com um pouco de shoyu. Acrescentar 2 cebolas picadas, 1 cenoura, talos de salsinha e 2 folhas de louro. Cobrir com água e deixar ferver até o lagarto cozinhar e ficar macio. Retirar a carne da panela e cortar em fatias finas. Colocar em uma assadeira e regar com o caldo da panela em que foi cozido. Levar ao forno aquecido, até dourar. Reservar. Refogar em uma frigideira 1 cebola e alho, juntar a couve já picada e mexer rapidamente. Temperar com sal e cheiro-verde. Servir em seguida.

Para o molho

Coar o caldo que cozinhou o lagarto e reservar. Em uma panela refogar 1 cebola e alho, juntar ½ litro do caldo do lagarto e deixar ferver. Dissolver 1 colher de amido de milho em uma xícara com água e juntar ao caldo mexendo até engrossar. Temperar com shoyu e cheiro-verde. Reservar aquecido.

Rendimento

10 porções de 130 calorias cada.

Lagarto ao molho madeira com ervilhas ao natural

Ingredientes

600 g de lagarto
1 cenoura
2 colheres (sopa) de farinha de trigo
4 cebolas médias
1 e ½ lata de ervilha
Sal, alho, cheiro-verde, vinagre, shoyu, talos de salsinha e folhas de louro.

Modo de preparo

Temperar o lagarto com alho, 1 cebola e sal. Deixar marinar por 1 hora. Esquentar uma panela e colocar o lagarto, virando sempre. Acrescentar 1 cebola picada, 1 cenoura, talos de salsinha, folhas de louro e shoyu. Misturar bem, cobrir com água e deixar ferver até cozinhar e ficar macio. Fatiar o lagarto e levar ao forno preaquecido para dourar.

Para o molho

Coar o caldo que cozinhou o lagarto e reservar. Em uma panela refogar 1 cebola e alho, juntar ½ litro do caldo do lagarto e deixar ferver. Dissolver 2 colheres de farinha de trigo em uma xícara com água e juntar ao caldo mexendo até engrossar. Temperar com shoyu e cheiro-verde. Reservar aquecido. Refogar em uma frigideira 1 cebola e alho, juntar as ervilhas e temperar com sal e salsinha picada, mexendo rapidamente.

Para montar uma porção

Servir uma porção de lagarto (60 gramas) regado ao molho madeira com 2 colheres (sopa) rasas de ervilhas.

Rendimento

10 porções de 107 calorias cada.

Lasanha de abobrinha

Ingredientes

1 kg de abobrinha
1 fatia grande de ricota (200 g)
300 g de carne moída
3 cebolas grandes
½ copo (americano) de leite desnatado (100 ml)
1 colher (sopa) de farinha de trigo
Sal, alho, noz-moscada e cheiro-verde a gosto

Modo de preparo

Picar as abobrinhas e cozinhar em água e sal. Em uma panela refogar a carne mopida e acrescentar o alho e 3 cebolas. Juntar o leite e a farinha de trigo. Deixar ferver mexendo até engrossar. Temperar com sal e noz-moscada.

Para montar uma porção

Regar o fundo de uma assadeira com uma camada fina de molho. Colocar metade da abobrinha cozida e espalhar bem, acertando-a junto à assadeira. Colocar a carne moída e espalhar. Sobre a carne acrescentar a outra metade da abobrinha cozida. Juntar a ricota ralada espalhando-a bem e levar ao forno preaquecido a 200°C até gratinar a ricota. Cortar a lasanha em 10 porções. Servir quente com o molho. Salpicar salsinha.

Rendimento

10 porções de 172 calorias cada.

Lasanha de berinjela

Ingredientes

1,5 kg de berinjela cozida ou 2,5 kg de berinjela crua
400 g de carne moída
1 fatia grande de ricota (200 g)
1 lata de molho de tomate
1 cebola grande
Alho, sal, orégano ou manjericão, cheiro-verde e vinagre a gosto

Modo de preparo

Picar e cozinhar a berinjela em água e sal. Escorrer e reservar. Refogar a carne moída em uma panela, juntar alho e ½ cebola e mexer bem. Temperar com sal e cheiro-verde.

Para o molho

Em uma panela refogar ½ cebola e alho, juntar o molho de tomate e mexer. Deixar ferver até engrossar. Temperar com sal e orégano ou manjericão e cheiro-verde.

Para montar uma porção

Forrar o fundo de uma assadeira com molho de tomate. Espalhar a metade da berinjela por cima, acertando os cantos e deixando-os uniformes. Colocar a carne moída e espalhar a outra metade da berinjela sobre a carne, apertando os cantos com uma espátula. Ralar a ricota e salpicar sobre a lasanha. Levar a assadeira ao forno preaquecido até que a ricota fique gratinada. Cortar a lasanha em pedaços. Servir quente com molho de tomate.

Rendimento

10 porções de 248 calorias cada.

Lasanha vegetariana ao molho branco

Ingredientes

300 g de massa fresca para lasanha
1 xícara (chá) de brócolis
2 cenouras médias
1 cebola
2 colheres (sopa) de ervilhas frescas
2 tomates médios
2 fatias médias de queijo branco *light*
1 copo (americano) de leite desnatado
2 colheres (sopa) rasas de farinha de trigo
Sal, ervas finas, noz-moscada, alho, orégano e cheiro-verde a gosto

Modo de preparo

Cozinhar, separadamente, em água e sal a cenoura cortada em cubos e os brócolis em pequenos buquês. Reservar. Cortar o tomate em cubos e reservar.

Para o molho branco

Refogar em uma panela 1 cebola e alho, juntar a farinha de trigo dissolvida no leite e misturar até engrossar. Temperar com sal, ervas finas e noz-moscada. Reservar quente.

Para montar uma porção

Forrar o fundo de um refratário com uma pequena quantidade de molho. Colocar a massa conforme as instruções da embalagem. Salpicar a cenoura, os brócolis e a ervilha de forma que fiquem bem distribuídos. Acrescentar mais molho branco. Colocar a segunda camada de massa, depois os legumes e, assim por diante até terminar a massa e os legumes, colocando por último o molho branco. Salpicar queijo branco *light* ralado e orégano a gosto. Levar ao forno preaquecido (180°C por 15 minutos) e deixar assar por 20 minutos ou até começar ferver nas laterais e dourar. Servir quente.

Rendimento

10 porções de 154 calorias cada.

Lombo ao molho de abacaxi e ameixa com arroz

Ingredientes

350 g de lombo suíno
20 ameixas secas
4 fatias pequenas de abacaxi
20 colheres (sopa) de arroz cozido
1 colher (sobremesa) de amido de milho
2 cebolas
1 cenoura
Sal, alho, cebola, folhas de louro, shoyu, ervas finas, cheiro-verde e salsinha a gosto

Modo de preparo

Temperar o lombo com sal, alho e ½ cebola. Aquecer uma panela e colocar o lombo, dourando-o de todos os lados. Acrescentar 1 cebola picada, 1 cenoura picada, 2 folhas de louro e shoyu a gosto. Cobrir com água e cozinhar até que o lombo fique macio. Retirar o lombo da panela e fatiá-lo. Levar em uma assadeira ao forno preaquecido por 10 minutos. Reservar.

Modo de preparo do molho

Em uma panela refogar ½ cebola e alho. Juntar 200 mililitros do caldo que cozinhou o lombo e acrescentar o abacaxi picado em cubos. Deixar ferver. Dissolver 1 colher (sobremesa) de amido de milho em ½ copo de água, juntar à panela e mexer bem até engrossar. Temperar com sal, ervas finas e cheiro-verde.

Para montar uma porção

Dispor uma porção do lombo em um prato e regar com aproximadamente 1 colher (sopa) de molho. Salpicar ameixa picada e salsinha. Servir quente acompanhado de 2 colheres (sopa) de arroz.

Rendimento

10 porções de 162 calorias cada.

Lombo ao molho madeira com arroz

Ingredientes

400 g de lombo
2 cebolas médias
2 colheres (sopa) rasas de amido de milho
Sal, alho, vinagre tinto, shoyu, salsinha e cheiro-verde a gosto
300 g de arroz

Modo de preparo

Temperar o lombo com alho, sal e vinagre tinto. Em uma panela, dourar o lombo de todos os lados. Regar com um pouco de shoyu. Juntar 1 cebola, a salsinha e folhas de louro. Colocar água até cobrir. Deixar ferver com a panela tampada virando de vez em quando. Cozinhar até ficar macio. Reservar.

Para o molho

Coar o caldo do cozimento do lombo. Refogar alho e ½ cebola em uma panela, juntar o caldo e deixar ferver. Dissolver o amido de milho em ½ xícara de água, juntar ao caldo e mexer bem até engrossar. Temperar com shoyu e cheiro-verde.

Fazer o arroz

Refogar em uma panela ½ cebola e alho, juntar o arroz e mexer bem. Acrescentar água quente até cobrir. Deixar cozinhar.

Para montar uma porção

Colocar 2 colheres (sopa) rasas de arroz e uma fatia média de lombo regado com o molho. Salpicar salsinha e servir quente.

Rendimento

10 porções de 172 calorias cada.

Lombo ao molho madeira com creme de milho

Ingredientes

400 g de lombo suíno
2 cebolas grandes
1 lata de milho verde em conserva
1 xícara (chá) rasa de leite desnatado
2 colheres (sopa) rasas de farinha de trigo
1 cenoura
2 colheres (sopa) de amido de milho
Sal, alho, vinagre tinto, talos de salsinha, shoyu e cheiro-verde a gosto

Modo de preparo

Temperar o lombo com sal, alho e vinagre tinto. Em uma panela, dourar o lombo de todos os lados e regar com shoyu. Juntar 1 cebola picada, talos de salsinha e uma cenoura. Colocar água até cobrir. Deixar ferver tampado, virando de vez em quando até a carne ficar macia. Retirar a carne da panela, cortar em fatias e levar ao forno para dourar.

Para o molho

Coar o caldo que cozinhou o lombo. Refogar o alho e ½ cebola picados, juntar o caldo e deixar ferver. Dissolver o amido de milho em ½ xícara (chá) de água, juntar ao caldo e mexer bem. Deixar ferver até engrossar. Temperar com sal e cheiro-verde. Reservar.

Para o creme de milho

Bater o milho no liquidificador e coar. Em uma panela refogar ½ cebola e o alho, juntar o milho batido e deixar ferver. Acrescentar o leite e a farinha de trigo e mexer bem até engrossar. Temperar com sal e cheiro-verde.

Para montar uma porção

Colocar em um prato 2 fatias bem finas de lombo regado com molho madeira e 2 colheres (sopa) de creme de milho para acompanhar. Salpicar salsinha e servir quente.

Rendimento

10 porções de 176 calorias cada.

Lombo de dourada ao molho de alcaparras com purê de mandioquinha

Ingredientes

850 g de lombo de dourada
1 cebola pequena picada
1 colher (sopa) de alcaparras (18 unidades pequenas)
1 tomate médio picado
4 mandioquinhas grandes
Sal, alho, estragão, cheiro-verde e noz-moscada

Modo de preparo

Temperar o peixe e levar ao forno preaquecido, por 10 minutos ou até cozinhar.

Para o molho

Em uma panela refogar ½ cebola e alho. Juntar as alcaparras e mexer bem. Juntar dois copos de água e deixar ferver. Acrescentar o tomate picado. Experimentar o sal e se precisar acrescentar mais. Temperar com estragão e cheiro-verde. Cozinhar a mandioquinha em água e sal e passar pelo espremedor de batatas. Refogar alho e ½ cebola em uma panela e juntar o purê de mandioquinha. Mexer bem e ir colocando água para dar consistência cremosa. Temperar com sal, noz-moscada e cheiro-verde.

Rendimento

10 porções de 129 calorias cada.

Lombo grelhado acebolado com purê de mandioquinha

Ingredientes

400 g de lombo suíno
2 cebolas médias
4 mandioquinhas grandes (350 g)
Sal, alho, salsinha, noz-moscada, adoçante e cheiro-verde a gosto
1 colher (sopa) de margarina *light*

Modo de preparo

Cortar o lombo em bifes e temperar com sal e alho. Aquecer uma chapa ou frigideira com margarina *light*. Grelhar o lombo dos dois lados até que esteja cozido. Colocar em uma assadeira e levar ao forno preaquecido a 180°C até dourar levemente. Em uma frigideira refogar aparas de lombo até dourar. Retirar do fogo e juntar 1 cebola picada em tiras. Misturar bem. Salpicar sal e adoçante e regar com um pouco de água. Deixar ficar levemente dourada. Reservar quente.

Para o purê de mandioquinha

Cozinhar a mandioquinha em água e sal. Coar e passá-las pelo espremedor de batatas. Refogar 1 cebola e alho em uma panela, juntar a mandioquinha e misturar. Temperar com sal e noz-moscada. Reservar quente.

Para montar uma porção

Colocar 1 colher (sopa) de purê de mandioquinha em um prato, acrescentar um bife de lombo e dispor as cebolas. Salpicar salsinha picada.

Rendimento

10 porções de 170 calorias cada.

Macarrão a bolonhesa

Ingredientes

700 g de macarrão tipo espaguete cozido
1 lata de molho de tomate
1 cebola grande
300 g de carne moída
Sal, alho e manjericão a gosto

Modo de preparo

Cozinhar o macarrão em água e sal. Reservar. Em uma panela refogar cebola e alho, juntar a carne moída e refogar bem. Acrescentar o molho de tomate e deixar ferver por 10 minutos. Temperar com sal e manjericão.

Para montar uma porção

Colocar 1 escumadeira rasa de macarrão (70 gramas) e 2 colheres (sopa) de molho. Servir quente.

Rendimento

10 porções de 168 calorias cada.

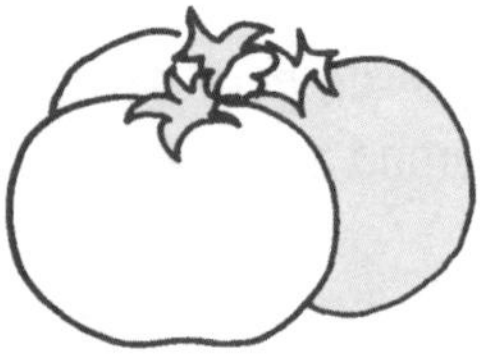

Macarrão ao sugo com almôndegas

Ingredientes

500 g de macarrão tipo espaguete
500 g de carne moída
1 lata de molho de tomate
Sal, cebola, cheiro-verde e alho a gosto

Modo de preparo

Cozinhar o macarrão e reservar. Fazer as almôndegas: temperar a carne com sal, alho, cebola e cheiro-verde. Enrolar em pequenas bolinhas. Cozinhá-las em molho de tomate. Retirar da panela e manter aquecido.

Para o molho

Refogar em uma panela a cebola e o alho. Juntar o molho de tomate e mexer bem. Temperar com sal e manjericão.

Para montar uma porção

Em um prato colocar 1 escumadeira de macarrão no centro e duas almôndegas pequenas (25 gramas cada) regadas com molho. Salpicar salsinha e servir quente.

Rendimento

10 porções de 178 calorias cada.

Macarrão com filé mignon e legumes

Ingredientes

500 g de macarrão tipo espaguete cozido "al dente"
2 pimentões médios
1 escumadeira de abobrinha
1 escumadeira de berinjela
1 tomate médio
1 cebola média
200 g de filé mignon
3 colheres (sopa) de amido de milho
Sal, alho, salsinha e shoyu a gosto

Modo de preparo

Cortar o pimentão, o tomate e ½ cebola em tiras, a abobrinha e a berinjela em meia-lua. Deixar cada um dos legumes separados em tigelas e regar com shoyu. Deixar marinar. Cortar o filé mignon em cubos e refogar em uma frigideira já quente. Juntar o alho e temperar com sal. Reservar quente. Em uma frigideira, refogar os legumes começando pela abobrinha, depois a berinjela e os outros legumes mexendo rapidamente. Temperar com alho e se necessário adicionar mais shoyu. Reservar quente.

Modo de preparo do molho

Na mesma frigideira que refogou o filé mignon, refogar alho e ½ cebola picados até dourar. Colocar 5 xícaras (chá) de água e deixar ferver até reduzir a metade. Acrescentar shoyu engrossar com 3 colheres (sopa) de amido de milho dissolvido em 1 xícara (chá) de água. Deixar ferver e acertar o tempero.

Para montar uma porção

Colocar 1 pegador cheio de macarrão no centro do prato, juntar 1 colher (sopa) de pimentão e de tomate, 1 colher (sobremesa) de abobrinha e de berinjela, todos quentes. Acrescentar o filé mignon, regar com molho, aproximadamente 1 colher (sopa), e salpicar salsinha picada.

Rendimento

10 porções de 109 calorias cada.

Panqueca com massa de beterraba e recheio de ricota com molho ao sugo

Ingredientes

1 copo (americano) duplo de leite desnatado (200 ml)
2 colheres (sopa) de farinha de trigo
2 cebolas grandes
3 ovos médios
1 lata de molho de tomate
Sal, alho, salsinha, orégano, limão e salsinha a gosto
350 g de ricota
½ beterraba média
1 colher (sopa) rasa de margarina *light* para untar

Modo de preparo

No liquidificador bater o leite, a farinha de trigo, a cebola, o sal, o alho, o ovo e a beterraba por 2 minutos. Aqueça uma frigideira de 15 centímetros de diâmetro e untar com margarina *light*. Fritar as panquecas usando como medida uma xícara de café. A massa deve ser fina. Reservar.

Para o molho

Em uma panela refogue a cebola e o alho. Acrescentar o molho de tomate e deixar ferver. Temperar com sal e orégano. Reservar quente. Temperar a ricota ralada com sal, alho batido, salsinha, orégano e caldo de limão. Para montar as panquecas: no centro de cada uma panqueca colocar duas colheres (sopa) de ricota. Enrolar de forma que fique firme. Forrar o fundo de uma assadeira com uma camada fina de molho. Colocar as panquecas e levar ao forno preaquecido a 180°C por aproximadamente 20 minutos.

Para montar uma porção

Em um prato colocar 1 colher (sopa) de molho de tomate, uma panqueca e salpicar salsinha. Servir quente.

Rendimento

10 porções de 125 calorias.

Panqueca de brócolis com ricota

Ingredientes

4 fatias grandes de ricota (200 g)
6 pires (chá) cheios de brócolis (300 g)
2 e ½ colheres (sopa) de farinha de trigo
3 ovos médios
1 copo (americano) duplo de leite desnatado (200 ml)
2 cebolas grandes
1 lata de molho de tomate
1 colher (sopa) rasa de margarina *light* para untar
Sal, alho e cheiro-verde a gosto

Modo de preparo da massa

Bater no liquidificador a farinha de trigo, os ovos, o leite, 1 cebola, sal e cheiro-verde por 2 minutos. Fazer as panquecas em frigideira antiaderente untada com margarina *light*.

Para o molho

Em uma panela refogar 1 cebola e o alho, juntar o molho de tomate, deixar ferver. Temperar com sal, orégano e cheiro-verde. Ferver até engrossar. Ralar a ricota em uma tigela, juntar os brócolis cozidos e picados, temperar com sal, alho e cheiro-verde. Abrir a massa das panquecas, colocar 2 colheres (sopa) de recheio e enrolar as panquecas bem firmes. Forrar uma assadeira com uma camada fina de molho, colocar as panquecas e levar ao forno preaquecido por 10 minutos. Servir quente com molho de tomate.

Rendimento

10 porções de 116 calorias cada.

Panqueca de carne com molho ao sugo

Ingredientes

500 g de carne moída
1 lata de molho de tomate
2 cebolas grandes
2 ovos
3 colheres (sopa) cheias de farinha de trigo
1 copo (americano) duplo de leite desnatado (200 ml)
1 colher (sopa) rasa de margarina *light*
Sal, salsa, alho e cheiro-verde a gosto

Modo de preparo da massa

Bater no liquidificador os ovos, a farinha de trigo, a cebola, o leite desnatado, sal e cheiro-verde por 2 minutos. Fazer as panquecas em uma frigideira antiaderente untada com margarina *light*. Reservar. Em uma panela, refogar a carne moída, juntar 1 cebola e o alho. Temperar com sal e cheiro-verde.

Para o molho

Refogar em uma panela alho e 1 cebola, juntar o molho de tomate e misturar bem. Temperar com sal, orégano e uma folha de louro. Deixar ferver até engrossar ou obter consistência de molho. Reservar aquecido.

Para montar a panqueca

Abrir a panqueca, rechear com 3 colheres (sopa) de carne moída e enrolar. Em uma assadeira colocar uma camada fina de molho. Colocar as panquecas e levar ao forno preaquecido a 180°C por 15 minutos. Servir quente com o molho de tomate.

Rendimento

10 porções de 170 calorias cada.

Panqueca de legumes com ricota

Ingredientes

4 fatias grandes de ricota (200 g)
1 ramo grande de couve-flor
1 cenoura média
5 colheres (sopa) cheias de vagem (100 g)
2 colheres (sopa) cheias de farinha de trigo
3 ovos
1 copo (americano) duplo de leite desnatado (200 ml)
2 cebolas grandes
1 lata de molho de tomate
1 colher (sopa) rasa de margarina *light* para untar
Sal, alho, orégano e cheiro-verde a gosto

Modo de preparo

Bater no liquidificador os ovos com a farinha de trigo, o leite, a cebola, o sal e o cheiro-verde por 2 minutos. Aquecer uma frigideira de 15 centímetros de diâmetro e untar com margarina *light*. Fritar as panquecas usando uma xícara (café) como medida. Reservar.

Para o molho

Em uma panela refogar a cebola e o alho. Acrescentar o molho de tomate e deixar ferver. Temperar com sal e orégano. Reservar quente.

Em uma tigela, misturar a ricota ralada com os legumes já cozidos. Temperar com sal, alho e cheiro-verde.

Para montar as panquecas

Abrir as panquecas e dispor no centro o recheio de ricota e enrolar de forma que fique firme. Regar uma assadeira com molho de tomate, colocar as panquecas e levar ao forno preaquecido por aproximadamente 15 minutos.

Para montar uma porção

Colocar 1 colher (sopa) de molho de tomate no centro de um prato, uma panqueca em cima e salpicar salsinha picada. Servir quente.

Rendimento

10 porções de 125 calorias cada.

Panqueca de ricota com espinafre e tomate seco

Ingredientes

1 e ½ xícaras (chá) de leite desnatado
2 ovos
5 colheres (sopa) de farinha de trigo
2 cebolas pequena picada
300 de ricota (6 fatias grandes)
70 g de tomate seco
8 colheres (sopa) de espinafre cozido
Sal, alho, cheiro-verde, noz-moscada, orégano, salsinha e suco de limão a gosto
Margarina *light* para untar

Modo de preparo da massa

Colocar no liquidificador o leite, os ovos, a farinha de trigo, ½ cebola, alho, sal e cheiro-verde. Bater bem e deixar descansar por pelo menos 5 minutos.

Para o recheio

Em uma tigela, ralar a ricota em ralo grosso e misturar o espinafre cozido e o tomate seco picados. Temperar com sal, noz-moscada, orégano, alho, 1 cebola, suco de limão e cheiro-verde. Misturar bem. Reservar.

Para o molho branco

Refogar ½ cebola e alho, dissolver a farinha de trigo no leite e levar à panela. Mexer bem até engrossar. Temperar com sal e noz-moscada. Ferver por mais 5 minutos. Aquecer uma frigideira em temperatura média e untar com margarina *light*. Colocar uma concha pequena de massa na frigideira e preparar a panqueca. Repetir até a massa acabar. Deixar as panquecas esfriarem. Em uma tábua de carne, abrir a massa pronta da panqueca e colocar 2 colheres (sopa) de recheio. Enrolar cada panqueca cuidadosamente. Ao terminar todas as panquecas, colocá-las em um refratário, cobrir com papel alumínio e levar ao forno quente por 10 minutos. Para servir, regar molho branco sobre as panquecas e salpicar salsinha.

Rendimento

10 porções de 129 calorias cada.

Panqueca de ricota e palmito ao molho branco

Ingredientes

1 e ½ xícaras (chá) de leite desnatado
2 ovos
5 colheres (sopa) de farinha de trigo
2 e ½ xícaras (chá) de palmito (450 g)
500 g de ricota
2 cebolas pequenas picadas
Sal, alho, noz-moscada, cheiro-verde, orégano e salsinha a gosto
Margarina *light* para untar

Para o molho branco

Refogar ½ cebola e alho, dissolver 1 colher (sopa) de farinha de trigo em ½ xícara (chá) de leite e levar à panela. Mexer bem até engrossar. Temperar com sal e noz-moscada. Ferver por mais 5 minutos. Reservar.

Para a massa

Colocar no liquidificador 1 xícara (chá) de leite, os ovos, 4 colheres (sopa) de farinha de trigo, ½ cebola, alho, sal e cheiro-verde. Deixe bater bem. Reservar, deixando descansar por 5 minutos.

Para o recheio

Em uma tigela, ralar a ricota e misturar o palmito picado. Temperar com sal, noz-moscada, orégano, alho, 1 cebola e cheiro-verde. Misturar bem. Reservar. Aquecer uma frigideira em temperatura média e untar com margarina *light*. Colocar uma concha pequena de massa na frigideira e preparar a panqueca. Repetir até a massa acabar. Deixar as panquecas esfriarem. Em uma tábua de carne, abrir a massa pronta da panqueca e colocar 2 colheres (sopa) de recheio. Enrolar cada panqueca cuidadosamente. Ao terminar todas as panquecas, colocá-las em um refratário, cobrir com papel alumínio e levar ao forno quente por 10 minutos. Para servir, regar molho branco sobre as panquecas e salpicar salsinha.

Rendimento

10 porções de 127 calorias cada.

Peito de peru à califórnia

Ingredientes

500 g de peito de peru defumado
7 fatias pequenas de abacaxi em calda cortadas em cubos
3 figos grandes em calda
5 unidades de pêssego em calda
10 cerejas
1 e ½ colher (sopa) de amido de milho
1 cebola
Sal, alho, shoyu, alecrim ou cheiro-verde a gosto

Para o molho

Refogar em uma panela alho e 1 cebola, acrescentar 1 xícara da calda do abacaxi, ½ xícara da calda de figo e ½ litro de água. Dissolver o amido em uma xícara com água e misturar. Ferver mexendo até engrossar. Acrescentar alecrim em folhas ou apenas cheiro-verde. Temperar com sal e shoyu. Reservar quente. Fatiar o peito de peru defumado e colocar em uma assadeira. Regar com o molho e levar ao forno preaquecido por 15 minutos.

Para montar uma porção

Dispor em um prato 2 colheres (sopa) de abacaxi, ⅓ de um figo, ½ pêssego e 1 cereja separadamente. Juntar 2 fatias finas de peito de peru e regar com o molho. Salpicar cheiro-verde e servir quente.

Rendimento

10 porções de 186 calorias cada.

Peito de peru ao molho de pêssego e arroz com ervilha

Ingredientes

500 g de peito de peru defumado
10 metades de pêssegos em calda *light*
3 conchas médias de arroz cozido
½ lata de ervilha
1 colher (sopa) de amido de milho
Sal, cebola e alho a gosto

Modo de preparo

Fatiar o peito de peru e colocá-lo em uma assadeira. Regá-lo com metade da calda do pêssego diluída em um pouco de água. Levar ao forno preaquecido por 15 minutos. Reservar quente. Refogar em uma panela cebola e alho, juntar a ervilha e misturar rapidamente. Acrescentar o arroz cozido (em água e sal) e misturar bem.

Para o molho

Refogar alho e cebola em uma panela. Juntar metade da calda do pêssego em lata, o pêssego e 500 mililitros de água. Deixar ferver e engrossar com 1 colher (sopa) de amido de milho dissolvido em ½ copo de água. Temperar com sal e ervas finas.

Para montar uma porção

Uma porção do peito de peru regado com o molho, aproximadamente 1 colher (sopa), acompanhado de 2 colheres (sopa) de arroz com ervilha. Salpicar salsinha.

Rendimento

10 porções de 119 calorias cada.

Peixe à lisboeta

Ingredientes

500 g de lombo de dourada
1 batata grande
2 pimentões médios
1 cebola grande
2 tomates grandes
Sal, cheiro-verde e alho a gosto

Modo de preparo

Temperar o peixe com sal. Levar em uma assadeira ao forno pré-aquecido a 180°C por aproximadamente 10 minutos ou até estar cozido. Reservar quente. Em uma panela refogar a cebola e o alho. Juntar aparas do peixe e refogar. Acrescentar ½ litro de água e ferver por uns 10 minutos. Coar em uma peneira fina e voltar o caldo à panela, acrescentando a batata picada. Deixar cozinhar. Juntar os pimentões e os tomates picados. Misturar bem e ferver por mais 5 minutos ou até engrossar. Acrescentar cheiro-verde e temperar com sal.

Para montar uma porção

Em um prato, colocar uma porção (50 gramas) de peixe no centro, regar com o molho e salpicar salsinha picada.

Rendimento

10 porções de 85 calorias cada.

Peixe a moda baiana com molho de camarão

Ingredientes

600 g de abadejo
300 g de camarão
10 colheres (sopa) de molho de tomate (200 ml)
2 pimentões médios
1 copo (americano) duplo de leite desnatado (200 ml)
2 colheres (sopa) rasas de amido de milho
1 cebola
Sal, alho, cheiro-verde e coentro a gosto

Modo de preparo

Temperar o peixe e colocar em uma assadeira. Levar ao forno preaquecido a 180°C por cerca de 10 minutos ou até estar assado.

Para o molho

Em uma panela refogar o alho e a cebola, juntar o pimentão e o camarão e mexer rapidamente. Acrescentar o molho de tomate e deixar ferver. Juntar o leite e o amido de milho e mexer bem até engrossar. Temperar com sal, cheiro-verde e coentro. Reservar.

Para montar uma porção

Colocar o peixe assado no centro de um prato e regar com o molho de camarão. Salpicar salsinha e servir quente.

Rendimento

10 porções de 136 calorias cada.

Peixe ao molho de alcaparra com purê de batata

Ingredientes

900 g de lombo de dourada
2 colheres (sopa) cheias de alcaparras
1 cebola média
1 tomate médio
6 batatas pequenas
Sal, alho, estragão, cheiro-verde, noz-moscada

Modo de preparo

Temperar o peixe e levar ao forno preaquecido, por 10 minutos ou até cozinhar.

Para o molho

Em uma panela refogar ½ cebola e alho. Juntar as alcaparras e mexer bem. Juntar dois copos de água e deixar ferver. Acrescentar o tomate picado. Experimentar o sal. Temperar com estragão e cheiro--verde. Cozinhar as batatas em água e sal e passar pelo espremedor de batatas. Refogar alho e ½ cebola em uma panela e juntar o purê de batata. Mexer bem e ir colocando água para dar consistência cremosa. Temperar com sal, noz-moscada e cheiro-verde.

Rendimento

10 porções de 127 calorias cada.

Peixe ao molho de aspargos com risoto de brócolis com ricota

Ingredientes

700 g de lombo de dourada
1 copo (americano) de leite desnatado
2 colheres (sopa) rasas de farinha de trigo
500 g de aspargos em conserva (picar a metade)
1 xícara (chá) cheia de arroz cozido
2 pires (chá) de brócolis cozidos e picados
1 fatia grande de ricota (50 g)
1 cebola pequena picada
Sal, alho, ervas finas, cheiro-verde, noz-moscada, estragão e salsinha a gosto

Modo de preparo para o risoto

Refogar ½ cebola e alho, juntar os brócolis cozidos e picados. Juntar o arroz cozido e mexer. Por último acrescentar a ricota ralada e misturar bem. Temperar com sal, ervas finas e cheiro-verde. Temperar o peixe com sal e levar ao forno aquecido para assar durante 10 a 15 minutos ou até que fique cozido. Reservar.

Para o molho

Bater a metade dos aspargos no liquidificador com o leite. Em uma panela refogar ½ cebola e alho e juntar os aspargos batidos. Acrescentar a farinha de trigo dissolvida em ½ copo de água e misturar até ferver e engrossar. Colocar os aspargos picados e mexer. Deixar ferver mais 5 minutos. Temperar com sal, noz-moscada, estragão e cheiro-verde. Reservar. Montar o arroz no prato e servir o peixe com uma concha de molho. Salpicar salsinha e servir em seguida.

Rendimento

10 porções de 128 calorias cada.

Peixe ao molho de shitake com creme de brócolis

Ingredientes

900 g de filhote
100 g de shitake
1 copo (americano) de leite desnatado
1 cebola pequena picada
1 colher (sopa) rasa de farinha de trigo
1 maço médio de brócolis cozido (800 g)
Sal, alho, noz-moscada, cheiro-verde e coentro em pó a gosto

Modo de preparo

Dividir o peixe em porções e temperar com sal. Levar ao forno preaquecido por 10 a 15 minutos até assar. Reservar.

Para o molho

Em uma panela refogar alho e ½ cebola, dissolver a farinha de trigo no leite e juntar à panela. Mexer bem até engrossar. Acrescentar o shitake picado em tiras e temperar com sal, noz-moscada e cheiro-verde. Ferver por mais 5 minutos e reservar.

Para o creme de brócolis

Bater os brócolis cozidos no liquidificador com água (colocar aos poucos até dar consistência e condições para bater). Refogar ½ cebola e alho em uma panela e acrescentar o purê de brócolis. Temperar com sal, noz-moscada, coentro em pó e cheiro-verde. Deixar ferver bem. Servir quente.

Rendimento

10 porções de 127 calorias cada.

Peixe assado com ricota e molho branco com purê de cenoura

Ingredientes

500 g de pescada
100 g de ricota (2 fatias grandes)
2 colheres (sopa) rasas de farinha de trigo
1 copo (americano) de leite desnatado
4 cenouras grandes
2 cebolas pequenas picadas
Sal, alho, cheiro-verde, noz-moscada, orégano, coentro em pó e salsinha picada a gosto

Modo de preparo

Separar a pescada em porções e temperar com sal. Colocar em uma assadeira e levar ao forno preaquecido por 10 a 15 minutos. Reservar. Refogar 1 cebola e alho em uma panela. Dissolver a farinha no leite e acrescentar ½ copo de água. Juntar à panela e mexer até levantar fervura. Deixar ferver por mais 5 minutos. Temperar com sal e noz-moscada.

Para o purê

Cozinhar bem a cenoura em água e sal. Passar pelo espremedor de batatas. Refogar alho e 1 cebola em uma panela e juntar o purê de cenoura. Deixar ferver e temperar com sal, noz-moscada e coentro em pó.

Para montar o peixe

Ralar a ricota em ralo fino e temperar com sal e orégano. Colocar a pescada em um pirex. Sobre cada pedaço, colocar 1 colher (sobremesa) de ricota ralada. Salpicar salsinha e levar ao forno para dar uma leve gratinada. Para montar o prato, colocar o molho branco no prato e o peixe por cima, acompanhado do purê de cenoura. Salpicar salsinha picada e servir em seguida.

Rendimento

10 porções de 129 calorias cada.

Peixe assado ao molho de alecrim com risoto de açafrão

Ingredientes

600 g de abadejo
1 cebola
1 tomate pequeno
300 g de arroz cozido
2 colheres (sopa) de amido de milho
Sal, alecrim, açafrão, alho e cheiro-verde a gosto

Modo de preparo

Temperar o peixe com sal e alecrim picado. Reservar.

Para o molho

Em uma panela refogar alho e cebola. Juntar um pedaço de peixe e mexer. Acrescentar água até cobrir e deixar ferver por cerca de 10 minutos. Coar em uma peneira fina e voltar o caldo à panela. Acrescentar o amido de milho dissolvido em um copo com água. Misturar bem até engrossar. Juntar o alecrim, o sal e deixar ferver por mais 5 minutos. Reservar.

Para o risoto

Em uma panela refogar o alho e a cebola, juntar o açafrão e o tomate misturando bem. Acrescentar o arroz e mexer até que fique uma cor uniforme. Temperar com sal e cheiro-verde.

Para o peixe

Preaquecer o forno por 10 a 15 minutos em 180°C. Colocar o peixe já temperado em uma assadeira e levar ao forno por 10 minutos ou até estar cozido. Retirar e cobrir com papel alumínio.

Para montar uma porção

Colocar 2 colheres (sopa) rasas de arroz cozido e uma porção de peixe regada com o molho. Salpicar salsinha. Servir quente.

Rendimento

10 porções de 129 calorias cada.

Peixe assado ao molho de alho-poró com purê de moranga

Ingredientes

600 g de abadejo
50 g de alho-poró
600 g de moranga
1 colher (sobremesa) de amido de milho
Sal, alho, cebola, vinagre, coentro, estragão, talos de salsinha e cheiro-verde a gosto

Modo de preparo

Temperar o peixe e colocar em uma assadeira. Levar para assar em forno preaquecido a 180°C por 10 minutos ou até que esteja cozido. Reservar.

Modo de preparo do purê

Cozinhar a moranga em água e sal ou no vapor. Bater no liquidificador. Refogar em uma panela a cebola e alho, juntar o purê de moranga e deixar ferver. Temperar com sal e, se for necessário, noz-moscada.

Para o molho

Em uma panela, ferver lascas do peixe em 500 mililitros de água com 1 cebola, talos de salsinha, vinagre e coentro por 10 minutos. Coar e reservar.

Refogar cebola e alho em uma panela e juntar o alho-poró cortado em tiras. Acrescentar o caldo e deixar ferver por 5 minutos. Dissolver 1 colher (sobremesa) de amido de milho em ½ xícara (chá) de água e juntar o caldo. Mexer até engrossar. Temperar com sal, estragão e cheiro-verde.

Para montar uma porção

Uma porção do peixe regado com aproximadamente 1 colher (sopa) de molho de alho-poró e 1 colher (sopa) cheia de purê de moranga. Salpicar com salsinha.

Rendimento

10 porções de 76 calorias cada.

Peixe assado ao molho de mostarda com purê de moranga

Ingredientes

1,2 kg de lombo de dourada
1 copo (americano) de leite desnatado
2 colheres (sopa) rasas de farinha de trigo
1 colher (sopa) de mostarda
1,2 kg de moranga
Sal, alho, cebola, cheiro-verde e noz-moscada a gosto

Modo de preparo

Temperar o peixe e levar ao forno preaquecido, por 10 minutos ou até cozinhar.

Para o molho

Em uma panela refogar alho e cebola, dissolver a farinha de trigo ao leite e juntar à panela. Mexer bem até engrossar. Acrescentar a mostarda e temperar com sal e cheiro-verde. Ferver por mais 5 minutos e reservar.

Para o purê

Cozinhar a moranga em água e sal. Escorrer bem e processar no liquidificador. Refogar alho e cebola em uma panela e juntar o purê de moranga. Mexer bem até ter consistência cremosa. Temperar com sal, noz-moscada e cheiro-verde.

Rendimento

10 porções de 128 calorias cada.

Peixe assado ao molho mostarda com purê de batata

Ingredientes

700 g de pescada
1 cebola pequena picada
1 copo (americano) de leite desnatado
2 colheres (sopa) rasas de farinha de trigo
1 colher (sopa) de mostarda
4 batatas pequenas
Sal, alho, cheiro-verde e noz-moscada a gosto

Modo de preparo

Temperar o peixe e levar ao forno preaquecido, por 10 minutos ou até cozinhar.

Para o molho

Em uma panela refogar alho e cebola, dissolver a farinha de trigo ao leite e juntar à panela. Mexer bem até engrossar. Acrescentar a mostarda e temperar com sal e cheiro-verde. Ferver por mais 5 minutos e reservar. Cozinhar a batata em água e sal e passar pelo espremedor de batatas. Refogar alho e cebola em uma panela e juntar o purê de batata. Mexer bem e ir colocando água para dar consistência cremosa. Temperar com sal, noz-moscada e cheiro-verde.

Rendimento

10 porções de 129 calorias cada.

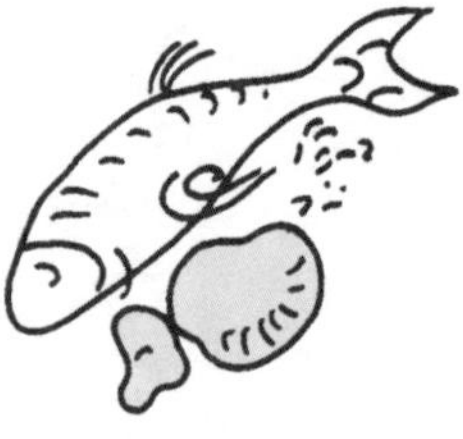

Peixe assado com purê de mandioquinha

Ingredientes

600 g de lombo de dourada em postas
1 cebola grande
1 tomate médio
1 e ½ colher (sopa) de amido de milho
5 mandioquinhas médias (400 g)
Sal, alho, noz-moscada, cheiro-verde, talos de salsinha e vinagre a gosto

Modo de preparo

Temperar o peixe e levar ao forno preaquecido a 180°C por 10 minutos ou até cozinhar. Cozinhar a mandioquinha em água e sal e passar pelo espremedor de batatas. Refogar alho e ½ cebola em uma panela e juntar o purê de mandioquinha. Mexer bem e temperar com sal, noz-moscada e cheiro-verde. Reservar.

Para o molho

Refogar o alho e ½ cebola em uma panela, juntar as aparas de peixe, talos de salsinha e mexer. Acrescentar ½ litro de água e deixar ferver por 15 minutos. Coar o caldo em uma peneira fina. Voltar o caldo à panela e deixar ferver. Juntar o tomate picado. Dissolver o amido de milho em ½ xícara de água e acrescentar ao caldo. Mexer até ferver e engrossar. Temperar com sal, cheiro-verde e vinagre.

Para montar uma porção

Colocar ½ posta ou filé médio (60 gramas) em um prato, regar com o molho e acrescentar 1 colher (sopa) do purê de mandioquinha.

Rendimento

10 porções de 108 calorias cada.

Penne com iscas de salmão, ervilha e molho branco

Ingredientes

500 g de macarrão tipo penne
2 cebolas pequenas picadas
200 g de salmão em iscas
4 colheres (sopa) de ervilhas
2 colheres (sopa) rasas de farinha de trigo
1 xícara (chá) de leite desnatado
Sal, alho, estragão, cheiro-verde, salsinha e noz-moscada a gosto

Modo de preparo

Cozinhar o macarrão em água fervente com sal. Reservar. Em uma panela, refogar 1 cebola e alho. Juntar o salmão e refogar. Acrescentar a ervilha e mexer bem. Temperar com sal, estragão e cheiro-verde.

Para o molho branco

Refogar 1 cebola e alho. Dissolver a farinha no leite e acrescentar à panela. Deixar ferver e mexer sem parar por uns 5 minutos. Temperar com sal e noz-moscada. Colocar no centro do prato o macarrão, o salmão com a ervilha sobre o macarrão e regar com o molho branco. Salpicar salsinha e servir quente.

Rendimento

10 porções de 131 calorias cada.

Penne primavera

Ingredientes

500 g de macarrão tipo penne
2 cebolas médias
4 fatias grandes de peito de peru (200 g)
½ lata de ervilha em conserva
2 colheres (sopa) de farinha de trigo
1 copo (americano) duplo de leite desnatado (200 ml)
Sal, alho, noz-moscada e cheiro-verde a gosto

Modo de preparo

Cozinhar o macarrão "al dente" em bastante água fervente com sal. Fazer o molho à parte: refogar em uma panela sem óleo, o alho e a cebola. Misturar o leite e a farinha, juntar à panela e deixar ferver em fogo baixo, mexendo até cozinhar. Temperar com sal e noz-moscada a gosto. Cortar o peito de peru em cubos e reservar.

Para montar uma porção

Colocar o penne em um recipiente. Sobre ele juntar a ervilha e o peito de peru. Regar o molho por cima e salpicar salsinha. Servir quente.

Rendimento

10 porções de 116 calorias cada.

Pescada assada ao molho de mostarda e arroz com lentilha

Ingredientes

650 g de pescada
1 cebola pequena picada
1 copo (americano) de leite desnatado
2 colheres (sopa) rasas de farinha de trigo
1 colher (sopa) de mostarda
1 xícara (chá) cheia de arroz cozido
2 colheres (sopa) de lentilha cozida
Sal, alho, cheiro-verde e noz-moscada a gosto

Modo de preparo

Dividir a pescada em porções e temperar com sal. Colocar em uma assadeira e levar ao forno preaquecido por 10 a 15 minutos. Reservar. Refogar ½ cebola e alho em uma panela. Dissolver a farinha no leite e acrescentar ½ copo de água. Juntar à panela e mexer até levantar fervura. Acrescentar a mostarda e deixar ferver por mais 5 minutos. Temperar com sal e noz-moscada.

Para o arroz

Refogar ½ cebola e alho em uma panela. Juntar a lentilha cozida. Mexer bem e acrescentar o arroz cozido. Cozinhar por mais 5 minutos. Temperar com sal e cheiro-verde.

Rendimento

10 porções de 128 calorias cada.

Pizza de alface

Ingredientes

5 unidades de pão sírio médio
1 maço de alface americana
1 colher (sobremesa) de maionese *light*
100 g de peito de peru defumado
3 fatias médias de mussarela
10 colheres (sobremesa) de molho de tomate
Salsinha picada

Modo de preparo

Cortar os pães ao meio e passar 1 colher (sobremesa) de molho de tomate em cada metade. Dispor a mussarela picada sobre eles e levar em uma assadeira ao forno preaquecido até a mussarela derreter. Enquanto isso, passar a maionese *light* nas folhas de alface. Reservar.

Tirar as pizzas do forno e colocar as folhas de alface. Salpicar o peito de peru em cubinhos sobre as folhas e jogar salsinha picada. Servir imediatamente.

Rendimento

10 porções de 117 calorias cada.

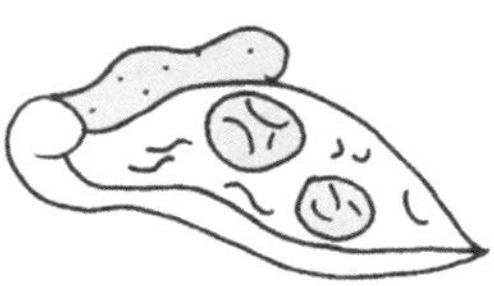

Pizza de atum com ricota

Ingredientes

5 unidades de pão sírio médio
1 lata de atum
1 fatia grande de ricota (150 g)
1 tomate grande
1 e ½ unidade de palmito
10 colheres (sobremesa) de molho de tomate
Sal, orégano e cheiro-verde a gosto

Modo de preparo

Picar em uma tigela o tomate e o palmito em cubinhos. Juntar o atum e a ricota ralados. Misturar bem até que todos os ingredientes fiquem incorporados. Temperar a gosto. Cortar o pão ao meio, espalhar sobre o pão 1 colher (sobremesa) de molho de tomate e colocar o recheio. Levar ao forno preaquecido. Servir quente.

Rendimento

10 porções de 169 calorias cada.

Pizza de escarola

Ingredientes

5 unidades de pão sírio médio
6 escumadeiras de escarola refogada ou 1,7 kg de escarolas crua
2 fatias grandes de ricota (100 g)
1 cebola grande
10 azeitonas pretas
1 tomate médio
10 colheres (sobremesa) de molho de tomate
Sal, alho, orégano e cheiro-verde a gosto

Modo de preparo

Cortar a escarola em tiras e refogar em uma panela com alho e cebola. Temperar a gosto. Escorrer bem a água. Cortar o pão sírio ao meio e espalhar sobre ele 1 colher (sobremesa) de molho de tomate. Acrescentar 3 colheres (sopa) de escarola sobre o pão e a ricota por cima. Decorar com uma fatia de tomate e uma azeitona preta. Salpicar cheiro-verde e orégano sobre a pizza. Levar ao forno preaquecido até aquecer. Servir quente.

Rendimento

10 porções de 157 calorias cada.

Pizza de frango

Ingredientes

5 unidades de pão sírio médio
300 g de peito de frango sem osso
1 cebola grande
5 fatias médias de mussarela
½ lata de molho de tomate
10 azeitonas
10 colheres (sobremesa) de molho de tomate
Sal, molho shoyu, cheiro-verde, orégano e alho a gosto

Modo de preparo

Cozinhar o frango em água e sal até ficar macio. Escorrer e desfiar. Em uma panela refogar a cebola e o alho, juntar o frango, temperar a gosto. Misturar bem e reservar. Cortar o pão sírio ao meio (meia lua), espalhar 1 colher de molho de tomate sobre o pão e colocar o frango desfiado. Sobre o frango, distribuir ½ fatia de mussarela picada. Decorar com uma fatia de tomate e uma azeitona pequena. Salpicar cheiro-verde e orégano. Levar ao forno preaquecido até derreter a mussarela. Servir quente.

Rendimento

10 porções de 146 calorias cada.

Risoto de camarão

Ingredientes

600 g de camarão miúdo
1 cenoura grande
1 tomate grande
1 cebola pequena picada
2 ½ xícaras (chá) de arroz cozido
Sal, alho, estragão, cheiro-verde e curry

Modo de preparo

Em uma panela refogar alho e cebola, juntar o camarão e mexer rapidamente. Acrescentar a cenoura cozida, o tomate em cubos e o arroz cozido. Misturar bem. Temperar com sal, estragão, cheiro-verde e uma pitada de curry. Tampar a panela e deixar cozinhar por 5 minutos. Servir em seguida.

Rendimento

10 porções de 129 calorias cada.

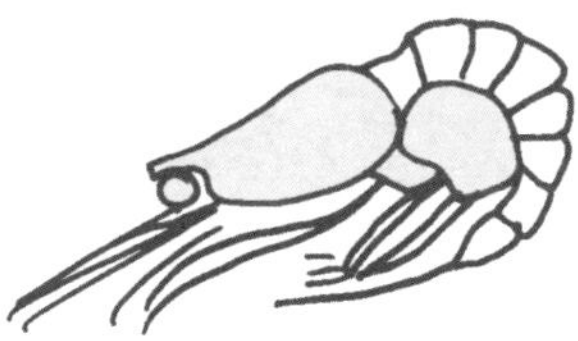

Risoto de salmão

Ingredientes

2 xícaras (chá) de arroz cozido
250 g de salmão
100 g de alho-poró
2 tomates médios
1 abobrinha média
Sal, alho, cheiro-verde, estragão e coentro moído a gosto

Modo de preparo

Refogar alho e cebola em uma panela, juntar o salmão picado em cubos e refogar até cozinhar. Acrescentar o alho-poró. Mexer bem até ficar macio. Por último colocar a abobrinha cozida picada em cubos, o tomate e o arroz cozido e misturar bem por 5 minutos. Temperar com sal, estragão, coentro moído e cheiro-verde. Servir quente.

Rendimento

10 porções de 128 calorias cada.

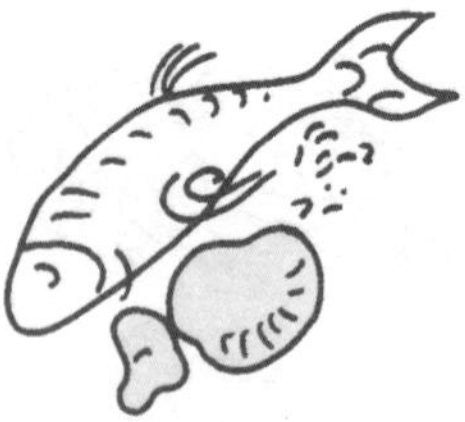

Saladas

Opção 1

10 folhas de alface americana (100 g) = 19 calorias
7 folhas de rúcula (35 g) = 19 calorias
1 colher (sopa) de manga (30 g) = 19 calorias
2 colheres (sopa) de cenoura ralada (24 g) = 10 calorias
1 colher (sopa) de ervilha (27 g) = 15 calorias
2 colheres (sopa) de abobrinha cozida (60 g) = 33 calorias
Total de calorias = 116 calorias

Opção 2

6 folhas de alface crespa (60 g) = 10 calorias
2 colheres (sopa) de repolho ralado (20 g) = 56 calorias
1 fatia fina de abacaxi picado (50 g) = 30 calorias
2 colheres (sopa) de berinjela (30 g) = 6 calorias
2 colheres (sopa) de pimentão colorido (36 g) = 14 calorias
1 fatia média de ricota (35 g) = 50 calorias
Total de calorias = 166 calorias

Opção 3

15 folhas de agrião (75 g) = 15 calorias
1 folha grande de acelga picada (20 g) = 10 calorias
½ pepino em rodelas (50 g) = 5 calorias
2 colheres (sopa) de beterraba cozida (40 g) = 17 calorias
2 colheres (sopa) de lentilha cozida (36 g) = 57 calorias
3 colheres (sopa) de atum ralado *light* (48 g) = 50 calorias
Total de calorias = 154 calorias

Opção 4

10 folhas de alface mimosa (100 g) = 10 calorias
2 colheres (sopa) de broto de feijão (20 g) = 12 calorias
3 colheres (sopa) de chuchu (60 g) = 25 calorias
4 colheres (sopa) de abóbora-moranga cozida (108 g) = 19 calorias
8 bolinhas de melão (1 fatia média) (90 g) = 25 calorias
1 fatia de queijo mussarela (20 g) = 65 calorias
Total de calorias = 158 calorias

Opção 5

10 folhas de escarola (120 g) = 28 calorias
1 tomate médio (100 g) = 24 calorias
2 azeitonas pretas (8 g) = 8 calorias
2 colheres (sopa) de broto de alfafa (20 g) = 15 calorias
½ unidade de maçã verde (65 g) = 40 calorias
2 colheres (sopa) de mandioquinha cozida (60 g) = 75 calorias
Total de calorias = 190 calorias

Opção 6

3 folhas médias de couve manteiga picada (60 g) = 30 calorias
8 bolinhas de mamão (1 fatia média) (170 g) = 36 calorias
3 colheres (sopa) de cenoura cozida (75 g) = 40 calorias
2 colheres (sopa) de rabanete (50 g) = 8 calorias
1 amêndoa (5 g) = 19 calorias
Total de calorias = 133 calorias

Opção 7

10 folhas alface americana (100 g) = 19 calorias
2 ramos médios de couve-flor (120 g) = 49 calorias
1 figo (55 g) = 37 calorias
2 palmitos (200 g) = 44 calorias
2 colheres (sopa) vagem cozida (40 g) = 16 calorias
2 sticks de kani kama (32 g) = 40 calorias
Total de calorias = 206 calorias

Opção 8

2 colheres (sopa) de macarrão cozido (50 g) = 54 calorias
2 colheres (sopa) de cenoura ralada (24 g) = 10 calorias
1 fatia média de queijo branco *light* (30 g) = 46 calorias
2 talos de aspargos (20 g) = 4 calorias
1 fatia de presunto magro (15 g) = 18 calorias
1 colher (sopa) de milho (24 g) = 17 calorias
1 colher (chá) de maionese *light* (6 g) = 20 calorias
Total de calorias = 170 calorias

Opção 9

10 folhas de alface picada (100 g) = 19 calorias
1 tomate médio picado (100 g) = 24 calorias
2 colheres (sopa) de nabo ralado (50 g) = 17 calorias
2 colheres (sopa) de cebola picada (20 g) = 6 calorias
2 colheres (sopa) de beterraba ralada (32 g) = 15 calorias
1 fatia média de queijo tofu (35 g) = 40 calorias
Total de calorias = 122 calorias

Opção 10

3 folhas de acelga cozida (100 g) = 33 calorias
3 colheres (sopa) de abóbora-moranga (108 g) = 19 calorias
5 uvas passas (1 g) = 4 calorias
1 pedaço pequeno de mandioca cozida (50 g) = 59 calorias
2 colheres (sopa) de berinjela (30 g) = 6 calorias
1 unidade de pimentão (50 g) = 15 calorias
Total de calorias = 137 calorias

Opção 11

15 folhas de rúcula (75 g) = 15 calorias
2 azeitonas (8 g) = 8 calorias
½ pepino (50 g) = 7 calorias
2 damascos secos (30 g) = 39 calorias
3 colheres (sopa) de cenoura cozida (75 g) = 32 calorias
1 fatia de blanquet de peru (5 g) = 8 calorias
2 colheres (sopa) de queijo cottage (30 g) = 30 calorias
Total de calorias = 139 calorias

Opção 12

1 pires (chá) de almeirão (50 g) = 14 calorias
2 fatias de copa (15 g) = 55 calorias
½ unidade média de batata cozida (70 g) = 60 calorias
2 palmitos (200 g) = 44 calorias
1 pires (chá) de brócolis (80 g) = 23 calorias
Total de calorias = 196 calorias

Molhos para saladas

Bater no liquidificador a base de molho e uma opção de ingredientes.

Base

Vinagre ou limão, água, salsinha e cebolinha, cebola, alho (opcional).

Ingredientes

- Pepino, iogurte natural desnatado, cebola, vinagre
- Hortelã, ricota, iogurte natural desnatado
- Catchup, ricota, iogurte natural desnatado
- Cenoura, tomate
- Tomate, iogurte natural desnatado
- Beterraba, iogurte natural desnatado, cebola, vinagre
- Manga, rúcula
- Rabanete, iogurte natural desnatado
- Pimentão, tomate
- Mostarda, ricota, iogurte natural desnatado
- Cenoura, beterraba, rabanete, rúcula
- Cenoura, iogurte natural desnatado
- Tomate
- Maçã
- Maracujá
- Berinjela
- Catchup, suco de laranja, iogurte
- Manjericão
- Alho-poró refogado, iogurte
- Salsão, ricota
- Suco de uva (1 xícara para cada litro de água)
- Agrião, orégano
- Espinafre, iogurte
- Palmito, vinagre branco
- Couve-flor, tomate, iogurte
- Aspargos, ricota
- Limão
- Abacaxi
- Gengibre

Salmão ao molho de mangas

Ingredientes

500 g de salmão fresco cortado em 4 filés
2 colheres (chá) de azeite
Raspas de casca de laranja
Tomilho fresco
2 colheres (sopa) de vinho branco
1 colher (chá) de sal
2 mangas médias em fatias
4 colheres (sopa) de suco de laranja
4 colheres (sopa) de creme de leite *light*
4 colheres (sopa) de iogurte desnatado
1 colher (chá) de mostarda
2 colheres (chá) de alcaparras
Pimenta rosa para salpicar

Modo de preparo

Tempere o peixe com o azeite, a casca de laranja, o tomilho, o vinho e o sal. Grelhe em frigideira antiaderente dos dois lados. Coloque em um prato e mantenha aquecido. Faça o molho. Bata no liquidificador a manga, o suco de laranja, o creme de leite e a mostarda. Aqueça na frigideira que fritou o peixe e adicione as alcaparras. Sirva sobre o peixe e salpique a pimenta rosa.

Rendimento

4 porções de 270 calorias cada.

Salmão ao molho de alcaparras com legumes sauté

Ingredientes

450 g de salmão
1 cebola pequena picada
1 colher (sopa) de alcaparras (18 unidades)
1 tomate médio
10 colheres (sopa) de vagens
2 batatas pequenas
1 cenoura grande
Sal, alho, salsinha, estragão e cheiro-verde a gosto.

Modo de preparo

Cortar o salmão em pedaços e temperar com sal. Colocar em uma assadeira e levar ao forno por 10 a 15 minutos. Enquanto isso, refogar alho e cebola em uma frigideira e juntar os legumes cozidos, um por vez, e temperar com sal e salsinha picada.

Para o molho

Em uma panela refogar cebola e alho. Juntar as alcaparras e mexer bem. Juntar dois copos de água e deixar ferver. Acrescentar o tomate picado. Experimentar, e se precisar, acrescentar mais sal. Temperar com estragão e cheiro-verde.

Para montar uma porção

Colocar o salmão em um prato, e 3 colheres (sopa) de legumes sauté. Colocar sobre o salmão 2 colheres (sopa) de molho de alcaparras e salpicar salsinha picada sobre todo o prato. Servir quente.

Rendimento

10 porções de 130 calorias cada.

Salmão ao molho de alcaparras com cenoura e ervilha sauté

Ingredientes

450 g de salmão
1 cebola pequena picada
1 colher (sopa) de alcaparras
1 tomate médio
6 colheres (sopa) de ervilhas
2 cenouras grandes
Sal, alho, salsinha, estragão, cheiro-verde a gosto

Modo de preparo

Cortar o salmão em pedaços e temperar com sal. Colocar em uma assadeira e levar ao forno por 10 a 15 minutos. Enquanto isso refogar alho e ½ cebola em uma frigideira e juntar os legumes cozidos, um por vez. Temperar com sal e salsinha picada.

Para o molho

Em uma panela refogar ½ cebola e alho. Juntar as alcaparras e mexer bem. Juntar dois copos de água e deixar ferver. Acrescentar o tomate picado. Experimentar, e se precisar, acrescentar mais sal. Temperar com estragão e cheiro-verde.

Para a montar o prato

Colocar o salmão em um prato, 3 colheres (sopa) de cenoura e ervilha sauté. Colocar sobre o salmão 2 colheres (sopa) de molho de alcaparras e salpicar salsinha picada sobre todo o prato. Servir quente.

Rendimento

10 porções de 130 calorias cada.

Salmão ao molho de maracujá com legumes sauté

Ingredientes

500 g de salmão
2 cebolas pequenas
½ copo (americano) de suco de maracujá
1 tomate médio
1 xícara (chá) de vagem cozida e picada
1 batata pequena picada e cozida
2 cenouras médias picadas e cozidas
1 xícara (chá) rasa de leite
1 colher (sopa) de amido de milho
1 folha de louro
Sal, alho, talos de salsinha, folha de louro, estragão e salsinha a gosto

Modo de preparo

Temperar o salmão com sal colocá-lo em uma assadeira e levá-lo ao forno preaquecido para assar. Deixar por 10 minutos. Retirar do forno e reservar quente.

Modo de preparo do molho

Em uma panela, refogar ½ cebola e o alho. Juntar aparas de salmão, talos de salsinha e a folha de louro. Cobrir com água (aproximadamente 1 litro) e deixar ferver por 10 minutos. Coar o caldo em uma peneira fina. Levar o caldo já coado novamente à panela, juntar o suco de maracujá e o tomate. Deixar ferver até reduzir a metade. Dissolver o amido de milho em ½ xícara (chá) de água e juntar ao caldo. Deixar ferver misturando bem até engrossar. Temperar com sal, cheiro-verde e estragão. Reservar. Aquecer uma frigideira e refogar ½ cebola e alho. Juntar os legumes já picados e cozidos. Saltear bem. Temperar com sal e salsinha picada.

Para montar o prato

Colocar no prato uma porção de salmão regado com aproximadamente 1 colher (sopa) de molho, ½ colher (sopa) de batata, 1 colher (sopa) de cenoura e 1 colher (sopa) de vagem.

Rendimento

10 porções de 118 calorias cada.

Sanduíche bauru

Ingredientes

10 fatias de pão de forma *light*
10 fatias de mussarela (150 g)
7 fatias de presunto cozido (100 g)
1 tomate médio
10 colheres (sobremesa) de molho de tomate
Orégano e cheiro-verde a gosto

Modo de preparo

Cortar em tirinhas a mussarela e o presunto cozido. Misturar e temperar com orégano e cheiro-verde. Espalhar sobre o pão 1 colher (sobremesa) de molho de tomate, colocar 1 ½ colher (sopa) de presunto e mussarela, decorar com 1 fatia de tomate e salpicar com salsinha e orégano. Levar o sanduíche ao forno preaquecido até a mussarela derreter. Servir quente.

Rendimento

10 porções de 145 calorias cada.

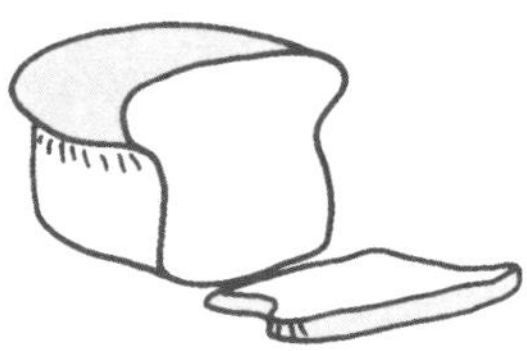

Sanduíche churrasquinho tradicional

Ingredientes

5 unidades de pão tipo francês
300 g de coxão-mole
1 cebola grande
5 fatias de mussarela (100 g)
10 colheres (sobremesa) de molho de tomate
Sal, alho, cheiro-verde, margarina *light* e molho shoyu a gosto

Modo de preparo

Cortar o coxão-mole em iscas e temperar a gosto. Aquecer uma chapa ou frigideira untada com margarina *light* e grelhar a carne. Juntar alho e cebola e grelhar mais um pouco. Juntar cheiro-verde e reservar. Cortar o pão francês na direção do comprimento e retirar o miolo. Espalhar sobre ele 1 colher (sobremesa) de molho de tomate. Colocar 2 colheres (sopa) de carne sobre o pão, acrescentar mussarela e salsinha picada. Levar ao forno preaquecido até derreter a mussarela. Servir quente.

Rendimento

10 porções de 152 calorias cada.

Sanduíche de filé mignon em tiras acebolado

Ingredientes

5 pães tipo francês
500 g de filé mignon em tiras
2 cebolas grandes
10 colheres (sobremesa) de molho de tomate
Sal, alho e limão a gosto
5 unidades de champignon

Modo de preparo

Temperar o filé com sal, aquecer uma panela e colocar o filé em tiras, juntar cebola e alho e misturar até a cebola ficar dourada. Temperar com cheiro-verde e limão. Reservar. Partir os pães na direção do comprimento e tirar o miolo. Espalhar 1 colher (sobremesa) de molho de tomate temperado sobre o pão. Colocar 2 colheres (sopa) do filé em tiras (50 gramas) e decorar com ½ champignon. Servir quente.

Rendimento

10 porções de 218 calorias cada.

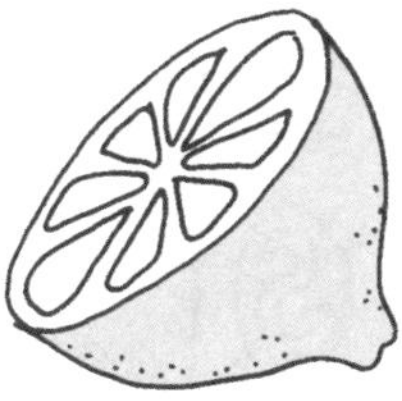

Sanduíche de frango

Ingredientes

5 unidades de pão tipo francês
300 g de peito de frango sem osso
1 cebola grande
5 fatias de mussarela (100 g)
10 azeitonas pretas
10 colheres (sobremesa) de molho de tomate
Sal, alho, shoyu e cheiro-verde a gosto

Modo de preparo

Cozinhar o frango sem pele em água e sal. Escorrer e desfiar. Refogar em uma panela a cebola e o alho e juntar o frango desfiado. Mexer bem e temperar a gosto. Reservar. Cortar o pão francês no sentido do comprimento e tirar o miolo, espalhar uma colher (sopa) de molho de tomate, colocar 2 colheres (sopa) de frango e juntar a mussarela. Decorar com uma azeitona. Levar ao forno preaquecido até a mussarela derreter.

Rendimento

10 porções de 159 calorias cada.

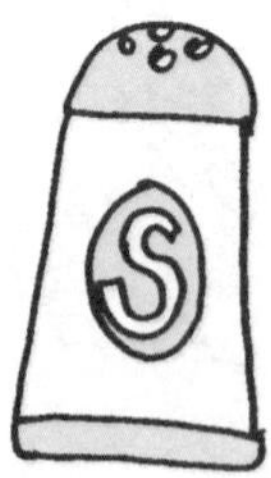

Sanduíche de lagarto desfiado com molho

Ingredientes

10 fatias de pão de forma *light*
500 g de lagarto
2 tomates médios
1 cebola grande
10 colheres (sobremesa) de molho de tomate
Sal, alho e cheiro-verde a gosto

Modo de preparo

Temperar o lagarto com cebola e alho, levar a uma panela e refogar, virando sempre até dourar todos os lados. Cobrir com água e deixar cozinhar até ficar macio. Esperar esfriar e desfiar o lagarto. Coar o caldo do lagarto e engrossar com ½ colher (sopa) de farinha de trigo, temperar a gosto. Em uma panela refogar alho e cebola, juntar o lagarto desfiado e mexer bem. Acrescentar o molho do lagarto e temperar com cheiro-verde. Espalhar 1 colher (sobremesa) de molho de tomate sobre o pão. Colocar 2 colheres (sopa) rasas do lagarto desfiado e decorar com 1 fatia de tomate e salsinha picada. Levar ao forno preaquecido por 10 minutos ou até estar quente. Servir bem quente.

Rendimento

10 porções de 128 calorias cada.

Sanduíche de peito de peru

Ingredientes

10 fatias de pão de forma *light*
10 fatias de peito de peru (400 g)
1 cenoura média
2 fatias grandes de ricota (100 g)
10 colheres (sobremesa) de molho de tomate
Sal, orégano e cheiro-verde a gosto

Modo de preparo

Cortar o peito de peru em tirinhas de 2 centímetros de comprimento. Ralar a cenoura e a ricota. Misturar todos os ingredientes e temperar a gosto. Espalhar em uma fatia de pão de forma *light* uma colher (sobremesa) de molho de tomate. Acrescentar 2 colheres (sopa) do recheio e decorar a gosto. Servir frio ou levemente aquecido.

Rendimento

10 porções de 144 calorias cada.

Sanduíche de ricota com uvas passas

Ingredientes

10 fatias de pão de forma *light*
10 fatias grandes de ricota (400 g)
½ copo (americano) de uvas passas
Sal, alho, cheiro-verde, orégano e suco de limão a gosto

Modo de preparo

Passar a ricota por um ralador. Picar as uvas passas de modo que fiquem em pedacinhos e juntar a ricota. Temperar a gosto. Misturar bem até que todos os ingredientes estejam incorporados. Colocar 2 colheres (sopa) cheias de recheio em uma fatia de pão de forma e decorar com folhas de salsinha. Servir frio.

Rendimento

10 porções de 146 calorias cada.

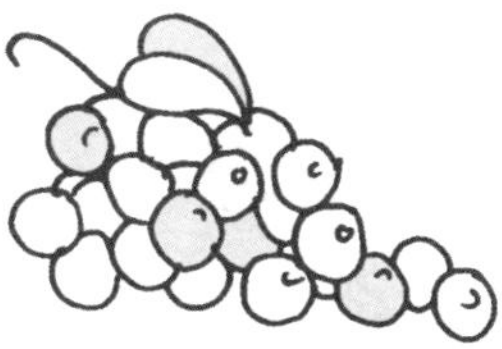

Sanduíche hera inglesa

Ingredientes

5 unidades de pão sírio médio
10 fatias finas de mussarela (150 g)
1 cebola grande
6 colheres (sopa) de ervilha
5 colheres (sopa) de milho
10 colheres (sobremesa) de molho de tomate
Sal, orégano e cheiro-verde a gosto

Modo de preparo

Picar a mussarela, juntar a ervilha, o milho e a cebola. Temperar a gosto. Cortar o pão sírio ao meio e espalhar sobre ele 1 colher (sobremesa) de molho de tomate temperado. Colocar o recheio e espalhar. Decorar a gosto. Levar ao forno preaquecido até a mussarela derreter. Servir quente.

Rendimento

10 porções de 126 calorias cada.

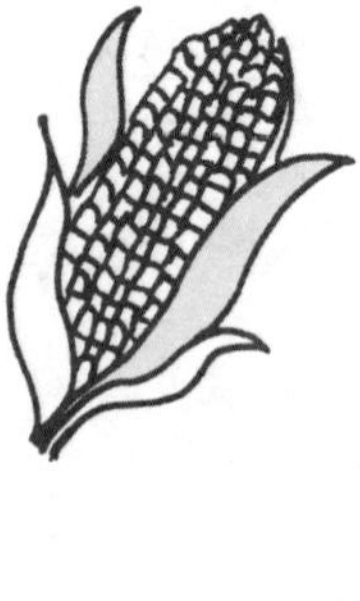

Sanduíches naturais

Frango Simples

2 fatias de pão de forma *light* ou 1 pão francês ou 1 pão sírio médio
1 colher (sopa) de cenoura ralada
2 colheres (sopa) de frango desfiado
1 colher (sobremesa) rasa de maionese *light*
1 folha de alface média
1 azeitona verde

Salpicão de frango

2 fatias de pão de forma *light* ou 1 pão francês ou 1 pão sírio médio
1 colher (sopa) de cenoura ralada
2 colheres (sopa) de frango desfiado
1 colher (sobremesa) rasa de iogurte desnatado
1 colher (sobremesa) de ricota
1 talo de salsão picado
1 collher (sobremesa) de mostarda
1 azeitona verde

Ricota

2 fatias de pão de forma *light* ou 1 pão francês ou 1 pão sírio médio
1 colher (sopa) de cenoura ralada
2 colheres (sopa) de ricota
1 colher (sobremesa) rasa de maionese *light*
1 azeitona preta

Peito de peru

2 fatias de pão de forma *light* ou 1 pão francês ou 1 pão sírio médio
1 colher (sopa) de cenoura ralada
2 colheres (sopa) de peito de peru
1 colher (sobremesa) rasa de queijo cottage
1 colher (sobremesa) de cheiro-verde
1 azeitona verde

Vegetariano

2 fatias de pão de forma *light* ou 1 pão francês ou 1 pão sírio médio
1 colher (sopa) de cenoura ralada
2 colheres (sopa) de milho
1 colher (sobremesa) rasa de iogurte desnatado
1 colher (sobremesa) de ricota
1 colher (sobremesa) de cheiro-verde
1 folha de alface média

Ricota com uvas passas

2 fatias de pão de forma *light* ou 1 pão francês ou 1 pão sírio médio
1 colher (sopa) de cenoura ralada
1 colher (sopa) de uvas passas
1 colher (sobremesa) rasa de ricota
1 folha de alface média
1 colher (sobremesa) de mostarda

Especial de frango

2 fatias de pão de forma *light* ou 1 pão francês ou 1 pão sírio médio
1 colher (sopa) de cenoura ralada
2 colheres (sopa) de frango desfiado
1 colher (sopa) de milho
1 colher (sobremesa) rasa de requeijão *light*
1 colher (sopa) de uvas passas
1 folha de alface média
1 azeitona verde

Sopa cremosa de alho-poró com peito de peru

Ingredientes

1,1 kg de alho-poró (só a parte branca) picado
2 copos (americano) de leite desnatado (300 ml)
5 colheres (sopa) de amido de milho
200 g de peito de peru picadinho
Sal e noz-moscada a gosto
2 e ½ litros de água

Modo de preparo

Aquecer uma panela e refogar o alho-poró. Acrescentar a água e deixar ferver até cozinhar. Esperar esfriar um pouco e bater no liquidificador. Voltar à panela e deixar ferver. Dissolver o amido de milho no leite e juntar à panela mexendo sempre até engrossar. Temperar com sal e noz-moscada. Servir quente com uma colher (sopa) de peito de peru.

Rendimento

10 porções de 126 calorias.

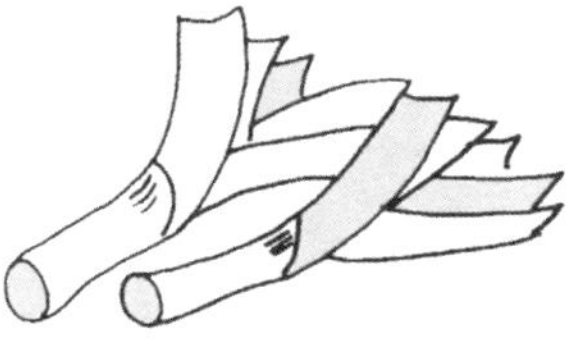

Sopa creme de cenoura com laranja, gengibre e frango

Ingredientes

4 cenouras grandes (800 g)
1 copo (americano) de suco de laranja (150 ml)
2 cebolas pequenas
1 xícara (chá) de leite desnatado
1 colher (sopa) cheia de amido de milho
100 g de macarrão "cabelo de anjo"
250 g de peito de frango sem osso cozido
Sal, alho, gengibre ralado a gosto
2 e ½ litros de água

Modo de preparo

Refogar em uma panela a cebola e o alho. Juntar a cenoura picada em cubos e acrescentar 2 ½ litros de água deixando ferver até amolecer. Esperar esfriar um pouco e bater a cenoura no liquidificador até ficar cremosa. Voltar à panela e deixar ferver. Dissolver o amido de milho no leite e incorporar à sopa, mexendo sempre até engrossar. Juntar o macarrão e deixar cozinhar. Temperar com sal e gengibre. Acrescentar o suco de laranja. Servir quente com 1 colher (sopa) de frango desfiado.

Rendimento

10 porções de 137 calorias cada.

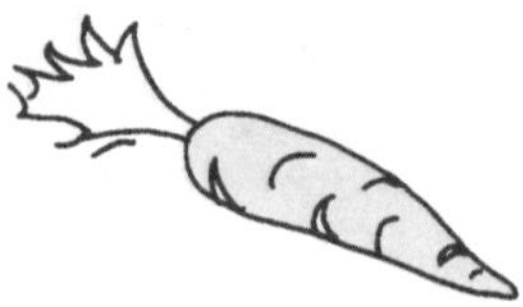

Sopa creme de moranga com hortelã e frango

Ingredientes

600 g de moranga
2 cebolas médias
1 xícara (chá) de leite desnatado
1 colher (sopa) cheia de amido de milho
2 colheres (sopa) cheias de macarrão "cabelo de anjo"
50 g de hortelã picadinha
200 g de peito de frango sem osso cozido
Sal e alho a gosto
2 e ½ litros de água

Modo de preparo

Refogar em uma panela a cebola e o alho. Juntar a moranga picada e misturar. Acrescentar a água e deixar ferver até cozinhar. Esperar esfriar e bater no liquidificador. Voltar à panela e deixar ferver. Dissolver o amido de milho no leite e incorporar à sopa, mexendo até engrossar. Acrescentar o macarrão e deixar cozinhar. Temperar com sal e acrescentar a hortelã. Servir quente com 1 colher (sopa) de frango desfiado. Acompanhamento de 2 torradas ou 1 colher (sopa) de farelo de trigo.

Rendimento

10 porções de 82 calorias cada.

Sopa de abobrinha com alho-poró e queijo *light*

Ingredientes

3 abobrinhas grandes (900 g)
1 cebola média
500 ml de leite desnatado
3 colheres (sopa) de amido de milho
200 g de alho-poró
250 g de queijo branco *light*
Sal e alho a gosto
2 e ½ litros de água

Modo de preparo

Refogar em uma panela a cebola e o alho. Acrescentar o alho-poró e refogar. Juntar a abobrinha picada e acrescentar a água deixando ferver até cozinhar. Esperar esfriar um pouco e bater no liquidificador até ficar cremoso. Voltar à panela e deixar ferver. Dissolver o amido de milho no leite e incorporar à sopa, mexendo sempre até engrossar. Temperar com sal. Servir quente com 1 colher (sopa) de queijo branco. Acompanha 2 torradas ou 1 colher (sopa) de farelo de trigo.

Rendimento

10 porções de 158 calorias cada.

Sopa creme de tomate com carne

Ingredientes

9 tomates maduros médios sem pele e sem sementes (900 g)
1 tomate médio picado (100 g)
2 cebolas médias
500 ml de leite desnatado
3 colheres (sopa) de farinha de trigo
250 g de carne cozida
Sal, alho e cheiro-verde a gosto
2 litros de água

Modo de preparo

Refogar em uma panela a cebola e o alho. Acrescentar o tomate maduro picado e refogar. Colocar a água e deixar ferver até cozinhar. Esperar esfriar um pouco e bater no liquidificador. Voltar à panela e deixar ferver. Acrescentar o tomate picadinho. Dissolver a farinha de trigo no leite e incorporar à sopa, mexendo sempre até engrossar. Temperar com sal e cheiro-verde. Servir com 1 colher (sopa) de carne desfiada. Acompanha 2 torradas ou 1 colher (sopa) de farelo de trigo.

Rendimento

10 porções de 149 calorias cada.

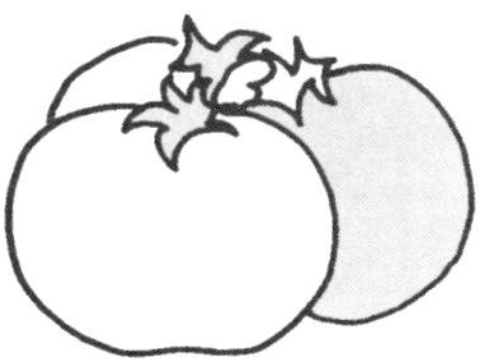

Sopa de lentilha com acelga e macarrão

Ingredientes

4 colheres de lentilha cozida (100 g)
5 colheres (sopa) de macarrão "cabelo de anjo"
2 pratos (sopa) cheios de acelga picada
2 tomates médios
½ xícara (chá) de leite desnatado (100 ml)
1 cebola média
1 colher (sopa) cheia de amido de milho
250 g de carne cozida
Sal, alho e salsinha a gosto
2 e ½ litros de água

Modo de preparo

Cozinhar a lentilha e reservar. Refogar em uma panela a cebola e o alho, acrescentar o tomate picado, a acelga e a lentilha cozida. Colocar a água e deixar ferver até cozinhar. Dissolver o amido de milho no leite e incorporar à sopa, mexendo até engrossar.

Acrescentar o macarrão e deixar cozinhar. Temperar com sal. Salpicar salsinha. Servir com 1 colher (sopa) de carne desfiada. Acompanha 2 torradas ou 1 colher (sopa) de farelo de trigo.

Rendimento

10 porções de 110 calorias cada.

Sopa creme de ervilha com carne

Ingredientes

16 colheres (sopa) de ervilhas secas
200 g de carne cozida
5 colheres (sopa) de macarrão "cabelo de anjo"
2 cebolas médias
1 xícara (chá) de leite desnatado
1 colher (sopa) cheia de amido de milho
Sal e alho a gosto
2 e ½ litros de água

Modo de preparo

Refogar em uma panela a cebola e o alho. Acrescentar a ervilha e a água e cozinhar até as ervilhas amolecerem. Deixar esfriar um pouco e bater no liquidificador. Voltar à panela e deixar ferver. Dissolver o amido de milho no leite e incorporar à sopa, mexendo até engrossar. Acrescentar o macarrão e deixar cozinhar. Temperar com sal. Servir quente com 1 colher (sopa) rasa de carne desfiada. Acompanha 2 torradas ou 1 colher (sopa) de farelo de trigo.

Rendimento

10 porções de 229 calorias cada.

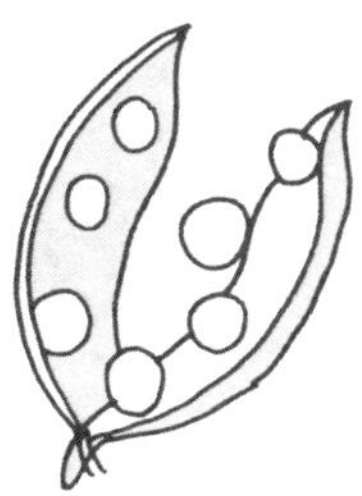

Sopa creme de aspargos com frango

Ingredientes

600 g de aspargos em conserva sem a água
3 cebolas médias (300 g)
500 ml de leite desnatado
2 colheres (sopa) de farinha de trigo
250 g de peito de frango cozido
Sal e alho a gosto
2 litros de água

Modo de preparo

Refogar em uma panela a cebola e o alho. Acrescentar os aspargos picados e a água, e deixar ferver. Deixar esfriar um pouco e bater no liquidificador. Voltar à panela e deixar ferver. Dissolver a farinha de trigo no leite e incorporar à sopa, mexendo até engrossar. Temperar com sal. Servir com 1 colher (sopa) de frango desfiado. Acompanha 2 torradas ou 1 colher (sopa) de farelo de trigo.

Rendimento

10 porções de 113 calorias cada.

Sopa creme du-barry (creme de couve-flor)

Ingredientes

1 pé pequeno de couve-flor (800 g)
2 cebolas médias
500 ml de leite desnatado
3 colheres (sopa) de farinha de trigo
250 g de peito de frango cozido
Sal e alho a gosto
2 litros de água

Modo de preparo

Refogar em uma panela a cebola e o alho. Acrescentar os buquês de couve-flor e a água, e deixar cozinhar até amolecer. Deixar esfriar um pouco e bater no liquidificador até ficar cremoso. Dissolver a farinha de trigo no leite e incorporar à sopa, mexendo até engrossar. Temperar com sal. Servir com 1 colher (sopa) de frango desfiado.

Acompanha 2 torradas ou 1 colher (sopa) de farelo de trigo.

Rendimento

10 porções de 137 calorias cada.

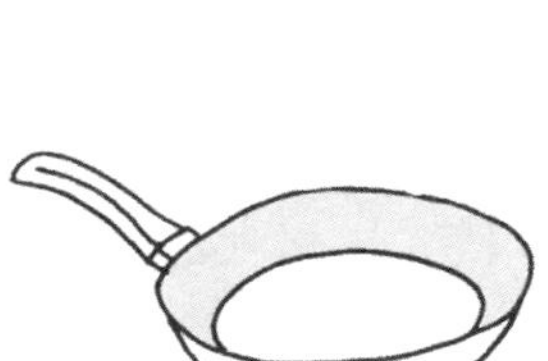

Sopa creme de brócolis com carne

Ingredientes

1 maço pequeno de brócolis (600 g)
2 cebolas pequenas
500 ml de leite desnatado
3 colheres (sopa) de farinha de trigo
200 g de carne cozida
Sal e alho a gosto
2 litros de água

Modo de preparo

Refogar em uma panela a cebola e o alho. Acrescentar os brócolis e a água e cozinhar até amolecer. Deixar esfriar um pouco e bater no liquidificador até ficar cremoso. Dissolver a farinha de trigo no leite e incorporar à sopa, mexendo até engrossar. Temperar com sal. Servir com 1 colher (sopa) rasa de carne desfiada. Acompanha 2 torradas ou 1 colher (sopa) de farelo de trigo.

Rendimento

10 porções de 131 calorias cada.

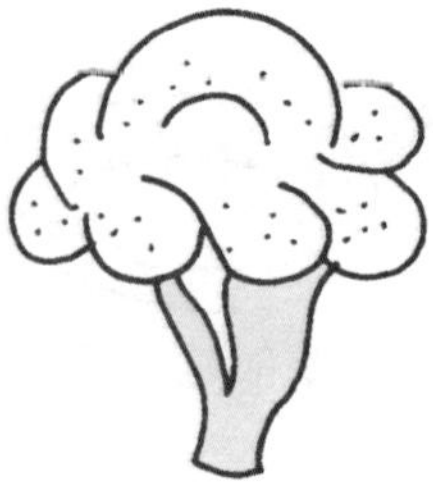

Sopa de arroz com brócolis

Ingredientes

4 colheres (sopa) de arroz cru (50 g)
6 pires (chá) de brócolis (300 g)
1 cenoura grande
200 g de champignon em conserva
2 cebolas pequenas
1 abobrinha pequena
250 g de carne cozida
Sal, alho e cheiro-verde a gosto
2 e ½ litros de água

Modo de preparo

Em uma panela refogar a cebola e o alho. Juntar a cenoura e a abobrinha cortadas em cubinhos. Colocar 2 litros de água e deixar ferver até cozinhar. Deixar esfriar um pouco e bater no liquidificador. Voltar à panela com mais ½ litro de água e deixar ferver. Juntar os brócolis e o arroz. Cozinhar até amolecer. Acrescentar o champignon e cozinhar mais um pouco. Temperar com sal e cheiro-verde. Servir com 1 colher (sopa) de carne desfiada. Acompanha 2 torradas ou 1 colher (sopa) de farelo de trigo.

Rendimento

10 porções de 115 calorias cada.

Sopa creme de agrião com carne

Ingredientes

600 g de agrião
500 ml de leite desnatado
3 colheres (sopa) de farinha de trigo
1 cebola média
200 g de coxão-mole
Sal, noz-moscada, cheiro-verde e alho a gosto

Modo de preparo

Aquecer uma panela e refogar cebola e alho. Juntar o agrião e mexer bem. Bater o agrião no liquidificador com um pouco de água. Voltar o líquido batido à panela e ferver. Dissolver a farinha de trigo no leite e juntar à sopa. Colocar 1 folha de louro e temperar com sal, noz-moscada e cheiro-verde. Juntar a carne desfiada. Servir quente com 2 torradas ou 1 colher (chá) de farelo de trigo.

Rendimento

10 porções de 111 calorias.

Sopa creme de beterraba com iogurte

Ingredientes

4 beterrabas médias
1 copo duplo de leite desnatado (200 ml)
3 colheres (sopa) de amido de milho
1 cebola pequena
1 copo pequeno de iogurte desnatado
Gengibre, louro, alho e sal a gosto

Modo de preparo

Em uma panela, refogar cebola e alho, juntar a beterraba picada, cobrir com água e deixar cozinhar. Bater bem a beterraba no liquidificador. Voltar à panela e deixar ferver. Dissolver o amido de milho no leite e juntar à panela mexendo sempre até engrossar. Temperar com sal, louro, orégano e gengibre.

Servir em seguida com 1 colher (sopa) de iogurte por porção, disposta no centro do prato. Salpicar salsinha picada. Acompanha 2 torradas ou 1 colher (chá) de farelo de trigo.

Rendimento

10 porções de 94 calorias cada.

Sopa creme de cebola com frango

Ingredientes

1 cebola média
500 ml de leite desnatado
3 colheres (sopa) de farinha de trigo
250 g de frango desfiado
Sal, louro, alho, noz-moscada e cheiro-verde a gosto

Modo de preparo

Picar a cebola em pedaços grandes. Aquecer uma panela e colocar a cebola e o alho mexendo sempre até dourá-los. Cobrir com água e deixar ferver até cozinhar. Desligar e bater no liquidificador. Voltar a sopa à panela e ferver. Dissolver a farinha de trigo no leite e juntar à sopa mexendo sempre. Temperar com sal, louro, orégano, noz-moscada e cheiro-verde. Acrescentar o frango desfiado. Servir quente com 2 torradas ou 1 colher (chá) de farelo de trigo.

Rendimento

10 porções de 118 calorias cada.

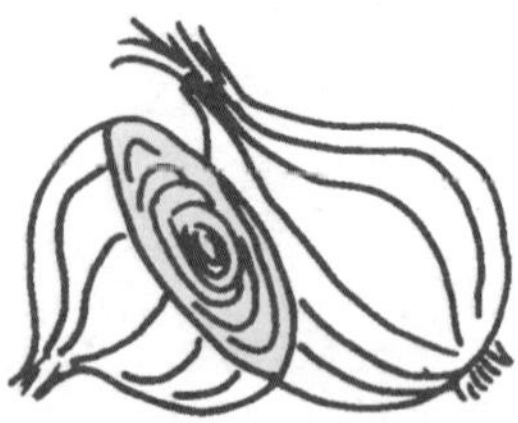

Sopa creme de cenoura com frango

Ingredientes

3 cenouras médias
200 g de peito de frango sem osso
1 colher (arroz) de macarrão "cabelo de anjo" (100 g)
1 cebola grande
1 copo (americano) duplo de leite desnatado (200 ml)
2 colheres (sopa) cheias de amido de milho
Sal, noz-moscada, cheiro-verde e alho a gosto
2 e ½ litros de água

Modo de preparo

Refogar em uma panela cebola e alho. Juntar a cenoura picada em cubos e acrescentar a água deixando ferver até cozinhar. Esperar esfriar um pouco e bater a cenoura no liquidificador até ficar cremosa. Voltar à panela e deixar ferver. Dissolver o amido de milho no leite e incorporar à sopa, mexendo sempre até engrossar. Juntar o macarrão e deixar cozinhar. Temperar a gosto. Servir quente com 1 colher (sopa) de frango desfiado.

Rendimento

10 porções de 180 calorias cada.

Sopa creme de legumes com frango

Ingredientes

2 cenouras médias
2 escumadeiras de abobrinha picada
1 batata grande
2 tomates médios
10 folhas grandes de repolho
1 cebola grande
1 xícara (chá) de leite
2 colheres (sopa) cheias de amido de milho
250 g de peito de frango sem osso
Sal, cheiro-verde, louro e alho a gosto
2 e ½ litros de água

Modo de preparo

Refogar em uma panela a cebola e o alho. Juntar os legumes picados e misturar. Acrescentar a água e deixar cozinhar. Esperar esfriar um pouco e bater no liquidificador até ficar cremoso. Voltar à panela e deixar ferver. Dissolver o amido de milho no leite e juntar ao creme misturando até engrossar. Temperar a gosto. Servir quente com 1 colher (sopa) de frango desfiado.

Rendimento

10 porções de 128 calorias cada.

Sopa creme de milho

Ingredientes

1 e ½ lata de milho verde
1 colher (arroz) de macarrão "cabelo de anjo"
1 cebola grande
2 colheres (sopa) de amido de milho
Sal, cheiro-verde, orégano e alho a gosto
2 e ½ litro de água

Modo de preparo

Bater o milho no liquidificador com 1litro de água. Coar em uma peneira.

Refogar em uma panela cebola e alho, juntar o milho batido e coado. Dissolver o amido de milho no leite e juntar à sopa com mais 1 e ½ litro de água. Mexer até engrossar. Acrescentar o macarrão e deixar cozinhar. Temperar com sal, cheiro-verde e orégano. Servir quente.

Rendimento

10 porções de 89 calorias cada.

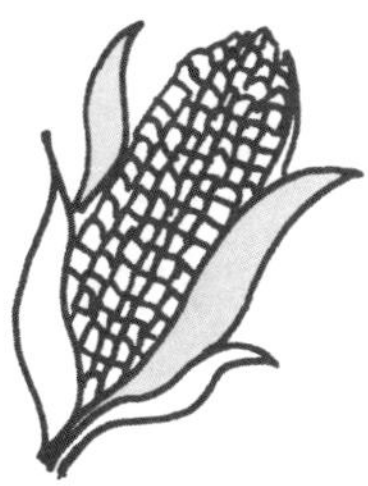

Sopa creme de palmito

Ingredientes

10 unidades de palmito
500 ml de leite desnatado
4 colheres (sopa) rasas de farinha de trigo
3 cebolas grandes
250 g de peito de frango sem osso
2 e ½ litros de água
Sal, noz-moscada, cheiro-verde e alho a gosto

Modo de preparo

Picar ⅓ do palmito em cubinhos. O restante do palmito, bater no liquidificador com ½ litro de água até ficar cremoso. Em uma panela refogar alho e cebola. Juntar o palmito picado e o creme do palmito. Acrescentar 2 litros de água e deixar ferver. Dissolver a farinha de trigo no leite e ir acrescentando à sopa sem parar de mexer até engrossar. Temperar com sal, noz-moscada e cheiro-verde. Servir quente com 1 colher (sopa) de frango desfiado.

Rendimento

10 porções de 128 calorias.

Sopa de fubá com couve e carne

Ingredientes

10 colheres (sopa) de fubá
1 cebola grande
2 tomates médios
9 folhas grandes de couve
250 g de carne
Sal, alho, cheiro-verde e louro a gosto
2 e ½ litros de água

Modo de preparo

Refogar em uma panela cebola e alho. Dissolver o fubá em ½ litro de água, levar à panela e mexer até ferver e engrossar. Acrescentar o tomate e a carne picados e mais 2 litros de água. Temperar a gosto. Misturar e deixar ferver por mais 5 minutos. Adicionar a couve picada. Servir quente com 1 colher (sopa) de carne desfiada.

Rendimento

10 porções de 128 calorias cada.

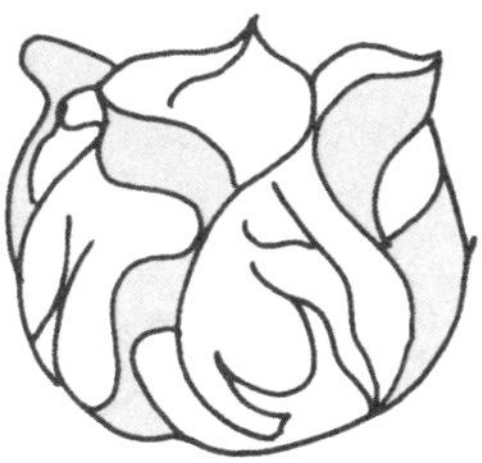

Sopa de mandioquinha com carne

Ingredientes

4 mandioquinhas tamanho médio (320 g)
1 cebola grande
1 tomate médio
1 copo (americano) duplo de leite desnatado (200 ml)
1 colher (sopa) cheia de amido de milho
250 g de carne
2 batatas médias
2 e ½ litros de água
Sal, cheiro-verde, noz-moscada e louro a gosto

Modo de preparo

Em uma panela refogar cebola e alho, juntar a mandioquinha e batata picadas e acrescentar 2 litros de água. Deixar ferver até cozinhar. Esperar esfriar um pouco e bater no liquidificador até ficar cremosa. Voltar à panela e juntar ½ litro de água. Deixar ferver. Dissolver o amido de milho no leite e juntar à sopa. Misturar até engrossar. Colocar o tomate e temperar a gosto. Ferver mais 5 minutos. Servir quente com 1 colher (sopa) da carne desfiada.

Rendimento

10 porções de 144 calorias cada.

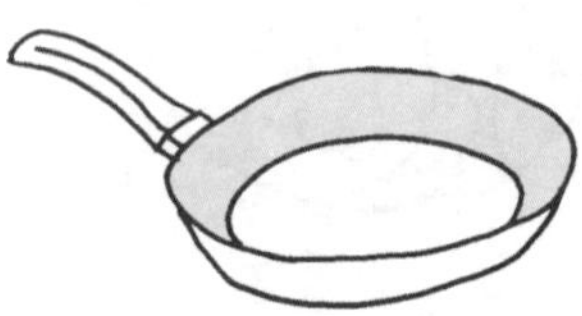

Sopa jardim da serra

Ingredientes

800 g ou 9 escumadeiras de moranga cozida
2 batatas médias
2 colheres (arroz) de macarrão "cabelo de anjo"
2 cebolas grandes
250 g de peito de frango sem osso
Sal, alho e cebolinha a gosto
2 e ½ litros de água

Modo de preparo

Cortar as batatas e a moranga em cubos pequenos. Em uma panela refogar o alho e cebola e juntar os legumes picados. Misturar bem e acrescentar 1 litro de água e deixar ferver até cozinhar. Esperar esfriar um pouco e bater no liquidificador ⅓ dos legumes cozidos até ficar cremoso. Voltar a sopa à panela e juntar mais 1,5 litro de água. Deixar ferver. Acrescentar o macarrão bem quebrado e cozinhar até que a sopa engrosse. Temperar a gosto. Servir quente com 1 colher (sopa) de frango desfiado.

Rendimento

10 porções de 118 calorias cada.

Tabule

Ingredientes

10 colheres (sopa) de trigo para quibe (100 g)
2 cebolas pequenas
1 pepino grande
3 tomates médios
1 fatia média de pão sírio
Sal, alho, hortelã, suco de limão, cheiro-verde a gosto

Modo de preparo

Colocar o trigo para quibe em uma tigela. Acrescentar água quente até cobrir. Deixar de molho por 1 hora. Se necessário, escorrer a água em peneira fina. Acrescentar os legumes e a cebola cortados em pequenos cubos. Temperar com suco de limão, hortelã, sal, alho e cheiro-verde. Deixar descansar por 20 minutos. Servir em seguida, acompanhado de pão sírio ou como salada junto de folhas verdes.

Rendimento

10 porções de 93 calorias cada.

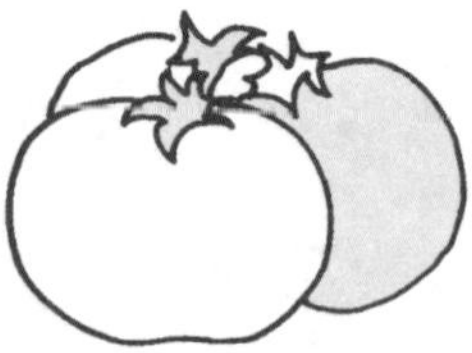

Tomate seco

Ingredientes

1,5 kg de tomate
¾ xícara (chá) de azeite (150 ml)
190 g de adoçante para forno e fogão
Sal, orégano, alho e louro a gosto

Modo de preparo

Cortar os tomates em quatro e tirar as sementes. Colocar em uma assadeira com a pele virada para baixo e temperar, salpicando sal e adoçante em pó para forno e fogão. Virar os tomates com a pele para cima e repetir o processo. Levar ao forno preaquecido a 100°C, durante 40 minutos, aproximadamente, ou até estarem ligeiramente secos. Virar os tomates com a pele para baixo e voltar ao forno até que estejam secos. Se necessário, ir virando os tomates até estarem secos e macios. Tirar da assadeira e colocar em um recipiente de plástico e deixar esfriar completamente. Temperar com orégano, alho picado e folhas de louro. Colocar o azeite, somente para temperar. Guardar em recipiente bem tampado em geladeira. Validade: 2 semanas.

Rendimento

500 gramas, com 57 calorias cada 100 gramas.

Torta de batata

Ingredientes

Da massa

500 g de batata cozida e amassada
1 colher (sopa) de margarina
1 ovo
½ xícara (chá) de farinha de trigo

Do recheio

1 colher (sopa) de azeite
1 colher (sopa) de farinha de trigo
1 xícara (chá) de leite desnatado
1 pitada de noz-moscada
½ xícara (chá) de requeijão *light*
100 g de peito de peru defumado picado
1 xícara (chá) de palmito picado
1 lata de milho verde
Salsa picada a gosto

Para polvilhar

2 colheres (sopa) de queijo parmesão ralado
1 colher (sopa) de farinha de rosca

Modo de preparo

Misture a batata, a margarina, o ovo e vá adicionando a farinha de trigo até ficar uma massa firme. Reserve. Refogue a farinha de trigo no azeite e junte o leite e a noz-moscada, mexendo até engrossar. Adicione o requeijão e misture o restante dos ingredientes. Forre o fundo e os lados de uma forma refratária (ou de abrir) com metade da massa de batata. Coloque o recheio e cubra com o restante da massa de batata. Polvilhe o queijo parmesão com a farinha de rosca e leve ao forno médio por cerca de 20 minutos ou até dourar.

Rendimento

6 porções de 260 calorias cada.

Yakissoba

Ingredientes

500 g de macarrão tipo espaguete
1 colher (sopa) cheia de amido de milho
350 g de coxão-mole
2 pratos (sopa) cheios de acelga picada
1 cenoura grande em rodelas finas
1 pimentão grande picado em quadrado
2 cebolas pequenas picadas
Sal, alho, cheiro-verde, shoyu, páprica, coentro em pó

Modo de preparo

Cozinhar o macarrão em água e sal. Reservar. Refogar cebola e alho em uma panela, juntar o coxão-mole picado em cubos e temperar com sal. Cozinhar até a carne ficar macia. Juntar a acelga, a cenoura cozida e o pimentão. Mexer bem. Acrescentar o shoyu, o amido de milho dissolvido em 1 xícara de água e misturar até ferver. Temperar com cheiro-verde, páprica e coentro em pó.

Para montar uma porção

Colocar uma porção de macarrão no centro do prato e regar com uma concha de molho de carne com legumes. Salpicar cebolinha picada. Servir quente.

Rendimento

10 porções de 171 calorias cada.

CAPÍTULO 6

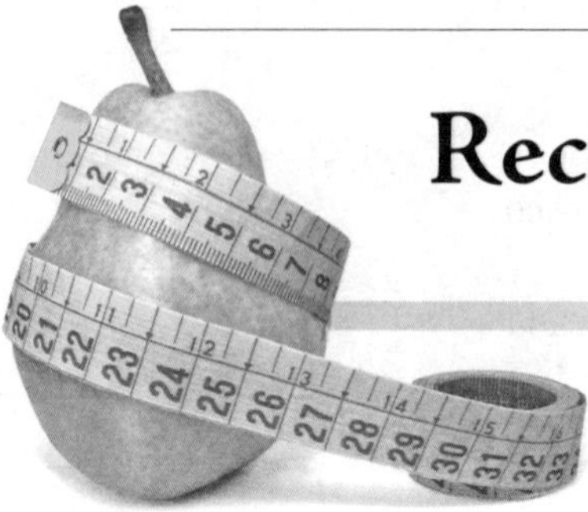

Receitas de SPA: doces

Barquete com pudim de baunilha e maçã

Ingredientes

1 litro de leite desnatado
5 caixinhas de pudim de baunilha em pó
5 g (1 fatia fina pequena) de maçã por barquete
1 barquete (comprada pronta)

Modo de preparo

Colocar o leite e o pó do pudim em uma panela e levar ao fogo até engrossar. Deixar esfriar. Colocar o pudim nas barquetes. Cortar as maçãs em fatias e adicioná-las em cima do creme.

Rendimento

30 porções com aproximadamente 29 calorias cada, desconsiderando a barquete.

Creme belga

Ingredientes

½ litro de leite desnatado
1 caixinha de pudim *light* de baunilha
2 copos (de 200 ml cada) de suco de laranja
3 claras em neve
2 envelopes de gelatina sem sabor vermelha
Adoçante a gosto

Modo de preparo

Colocar a mistura do pudim com o leite e levar ao fogo. Deixar engrossar e colocar a quantidade em 15 tacinhas. Derreter a gelatina em uma xícara de água e misturar no suco de laranja com o adoçante. Em seguida adicionar as claras batidas em neve em cima do pudim (nas tacinhas) e levar para gelar.

Rendimento

15 porções com aproximadamente 33 calorias cada.

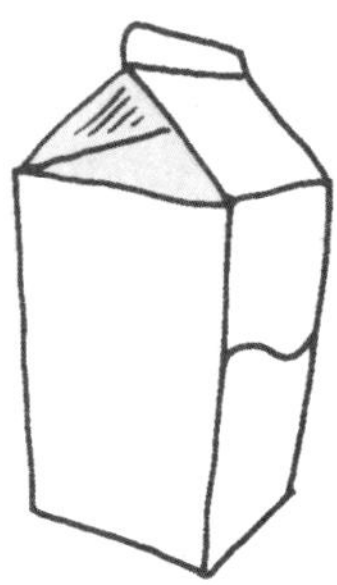

Flan de milho *light*

Ingredientes:

200 g de milho em conserva
1 xícara (chá) de leite desnatado
Suco de 4 laranjas
1 pote de iogurte natural desnatado (240 g)
3 colheres (sopa) de adoçante em pó
1 colher (café) de essência de baunilha
2 colheres (sopa) de gelatina sem sabor
Raspas de laranja

Para a calda

2 colheres (sopa) de adoçante em pó
1 colher (sopa) de amido de milho
½ xícara (chá) de água
½ xícara (chá) de suco de laranja

Modo de preparo

No liquidificador, bater o milho, o leite e peneirar. Levar novamente ao liquidificador, acrescentar o suco de laranja, o iogurte, o adoçante e a baunilha. Bater por 2 minutos. Juntar a gelatina hidratada e misturar por mais 2 minutos. Acrescentar as raspas de laranja e despejar em um refratário para pudim de 20 centímetros de diâmetro umedecido. Levar para gelar por 2 horas. Em uma panela, juntar o adoçante, o amido de milho, a água e o suco. Levar ao fogo para ferver por 10 minutos. Desenformar o flan e regar com a calda. Servir em seguida. O tempo de preparo é de aproximadamente 20 minutos (mais 2 horas na geladeira).

Rendimento

8 porções de 135 gramas cada.

Maçã cozida na calda

Ingredientes

120 g de maçã
2 colheres (sopa) de adoçante (para forno)
5 unidades de cravo da índia
1 copo (200 ml) de água
Corante amarelo, canela e casca de limão a gosto
3 colheres (sopa) de pudim *light* de chocolate pronto

Modo de preparo

Cozinhar a maçã, com água, cravo, adoçante e o corante amarelo por aproximadamente 20 minutos. Colocar a maçã em prato (sobremesa) com um pouco da calda. Adicionar em cima da maçã, cobrindo-a com 1 colher (sopa) de pudim pronto. Decorar com a casca do limão e servir com canela em pó a gosto.

Rendimento

3 porções com aproximadamente 69 calorias cada.

Manjar de coco com ameixa

Ingredientes

1 litro de leite desnatado
50 g de coco ralado seco sem açúcar
80 g de amido de milho (4 colheres (sopa) cheias)
Adoçante de forno e fogão a gosto
5 g de geleia de ameixa

Modo de preparo

Colocar o leite, o coco ralado seco e o adoçante em uma panela e levar ao fogo. Quando ferver, dissolver o amido de milho e, ao engrossar, colocar em taças. Em cima do manjar colocar a geleia de ameixa. Levar para gelar.

Rendimento

20 porções com aproximadamente 40 calorias cada.

Maravilha tropical

Ingredientes

2 xícaras (chá) de suco de laranja (400 ml)
6 envelopes de adoçante em pó
½ xícara (chá) de leite desnatado (100 ml)
1 pacote de gelatina de tangerina
1 xícara (chá) de água

Modo de preparo

Bater todos os ingredientes no liquidificador, exceto a gelatina. Separadamente, preparar a gelatina, dissolvendo-a em 1 xícara de água fervente, acrescentando uma xícara de água fria. Misturar a gelatina ainda líquida com os demais ingredientes. Colocar em taças e levar à geladeira. Servir gelada.

Rendimento

8 porções com aproximadamente 53 calorias.

Mousse de abacaxi

Ingredientes

120 g de ricota fresca (3 ½ fatias médias)
¼ de copo (50 ml) de suco de abacaxi
4 envelopes e adoçante em pó
1 pacote de gelatina de abacaxi
1 copo (200 ml) de água quente
2 claras em neve

Modo de preparo

Bater no liquidificador a ricota, o suco de abacaxi e o adoçante em pó. Dissolver a gelatina na água quente. Misturar todos os ingredientes e levar para gelar por 30 minutos. Acrescentar as claras em neve cuidadosamente. Colocar em taças individuais e levar novamente à geladeira para adquirir consistência.

Rendimento

5 porções com aproximadamente 78 calorias.

Mousse de goiaba

Ingredientes

5 goiabas vermelhas (170 g cada)
3 copos (200 ml cada) de água
2 copos de iogurte natural desnatado
Adoçante a gosto
3 claras em neve
2 envelopes de gelatina vermelha sem sabor

Modo de preparo

Limpar as goiabas. Colocar no liquidificador para bater e passar na peneira fina. Derreter a gelatina em uma xícara de água e misturar na polpa de goiaba com o iogurte e o adoçante. Colocar as claras em neve e misturar lentamente. Colocar em taças e levar à geladeira.

Rendimento

20 porções com aproximadamente 44 calorias.

Mousse de laranja

Ingredientes

5 xícaras (chá) de suco de laranja (1 litro)
2 copos de iogurte desnatado
Adoçante a gosto
3 envelopes de gelatina sem sabor
3 claras de ovos em neve

Modo de preparo

Colocar todos os ingredientes no liquidificador e bater bem. Dissolver a gelatina, colocar na mistura e bater mais um pouco. Bater as claras em neve e misturar lentamente. Colocar em tacinhas e levar à geladeira.

Rendimento

20 porções com aproximadamente 44 calorias.

Mousse de maracujá

Ingredientes

3 xícaras (chá) de suco de maracujá (600 ml)
4 xícaras (chá) de água
2 copos de iogurte natural desnatado
3 envelopes de gelatina incolor sem sabor
Adoçante a gosto
3 claras em neve

Modo de preparo

Colocar tudo no liquidificador e bater bem. Derreter a gelatina e colocar na mistura. Bater as claras em neve e misturar lentamente. Colocar nas taças e levar para gelar.

Rendimento

10 porções com aproximadamente 26 calorias.

Pudim de baunilha

Ingredientes

1 pacote de pudim *light* de baunilha
2 copos (400 ml) de leite desnatado
1 copo (200 ml) de água
2 colheres (chá) de pó para gelatina vermelha sem sabor
25 g de geleia *light* de morango

Modo de preparo

Preparar o pudim com o leite desnatado seguindo as instruções contidas na embalagem. Levar à geladeira para endurecer. Enquanto isso, preparar a calda para a cobertura: aquecer metade da água e dissolver a gelatina. Amassar bem a geleia para que não fiquem pedaços maiores. Acrescentar a gelatina dissolvida ao restante da água e misturar bem. Deixar esfriar para atingir a consistência da calda.

Rendimento

5 porções com aproximadamente 55 calorias.

Leite condensado dietético

Ingredientes

1e ½ copo (300 ml) de leite em pó desnatado
½ copo (100 ml) de água fervente
40 envelopes de adoçante em pó

Modo de preparo

Colocar todos os ingredientes no liquidificador e bater por 5 minutos até obter uma massa homogênea.

Pudim de maracujá

Ingredientes

2 pacotes de gelatina sem sabor
1 copo (200 ml) de água
1 copo (200 ml) de suco de maracujá
1 colher (sopa) de suco de limão
1 receita de leite condensado dietético (ver receita anterior)
3 claras em neve

Modo de preparo

Colocar a gelatina sem sabor em um copo de água fria e levar ao fogo em banho-maria para dissolver. Retirar do fogo, adicionar o suco de maracujá, o suco de limão e o leite condensado dietético. Bater tudo no liquidificador. Misturar delicadamente as claras em neve e colocá-las em taças. Levar à geladeira por duas horas no mínimo.

Rendimento

8 porções com aproximadamente 39 calorias.

Pudim de leite especial

Ingredientes

1 pacote de pudim *light* de leite
2 ovos
5 envelopes de adoçante em pó
Canela em pó a gosto
6 morangos médios

Modo de preparo

Fazer o pudim conforme as instruções da embalagem. Ao esfriar, misturar os ovos, o adoçante e a canela. Bater até formar uma mistura homogênea. Despejar em forminhas refratárias. Levar ao forno em banho-maria por aproximadamente 40 minutos. Deixar esfriar e enfeitar com os morangos. Servir gelado ou frio.

Rendimento

6 porções com aproximadamente 47 calorias cada.

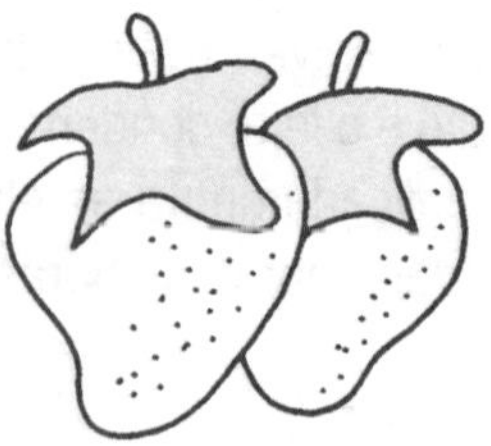

Rocambole de chocolate

Ingredientes

Da massa

5 claras de ovos em neve
5 gemas
15 envelopes de adoçante em pó
1 colher (chá) de essência de baunilha
5 colheres (sopa) de farinha de trigo
6 colheres (chá) cheias (30 g) de chocolate em pó

Do recheio

½ copo (200 ml) de geleia de ameixa
50 g (10 unidades) de ameixa seca picada

Modo de preparo

Bater as claras em neve e colocar as gemas, uma a uma. Depois de bem batido, colocar o adoçante. Peneirar a farinha, o chocolate, o fermento e misturar levemente. Untar uma assadeira com margarina *light* e farinha de trigo. Colocar a massa e levar ao forno para assar. Depois de assado deixar esfriar e retirar da forma. Passar a geleia e os pedaços de ameixa. Enrolar. O restante da geleia passar em cima do rocambole. Cortar o rocambole em fatias e servir.

Rendimento

20 porções com aproximadamente 56 calorias cada.

Rocambole de laranja

Ingredientes

Da massa

5 claras de ovos em neve
5 gemas
15 envelopes de adoçante em pó
1 colher (chá) de essência de baunilha
5 colheres (sopa) de farinha de trigo
Raspas de limão
1 colher (café) de fermento em pó

Do recheio

½ copo (100 ml) de suco de laranja
3 colheres (sopa) cheias de geleia *light* de laranja (100 g)

Modo de preparo

Bater as claras em neve e colocar as gemas, uma a uma. Depois de bem batido, colocar o adoçante e a baunilha juntos. Misturar a farinha e as raspas de limão, o fermento e mexer levemente. Untar uma assadeira com margarina *light* e farinha de trigo. Colocar a massa e levar ao forno para assar. Depois de assado deixar esfriar e desinformar em pano seco. Salpicar com 2 envelopes de adoçante em pó. Umedecer a massa com o suco de laranja. Rechear com a geleia e salpicar canela. Cortar o rocambole em fatias e servir.

Rendimento

20 porções com aproximadamente 48 calorias.

Sorvete de banana com calda de ameixa

Ingredientes

3 unidades de banana nanica
10 ameixas secas para a calda
Adoçante a gosto

Modo de preparo

Colocar a banana no congelador em pedaços menores. Quando estiver congelada, bater com um pouco de água no liquidificador, adicionando o adoçante a gosto, até que fique uma massa homogênea. Levar ao congelador novamente.

Para a calda

Cozinhar a ameixa com um pouco de água para amolecer e bater no liquidificador formando um creme. Colocar adoçante a gosto.

Rendimento

10 porções com aproximadamente 38 calorias.

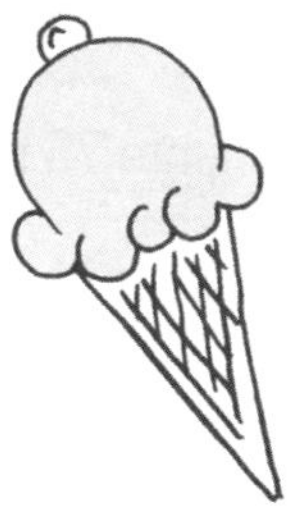

Torta mineira *light*

Ingredientes

Da massa

100 g de biscoito de amido de milho (½ embalagem)

150 g de margarina *light*

Do recheio

250 g de queijo branco *light*

2 ovos

Adoçante a gosto

1 copo de iogurte natural desnatado

½ xícara (chá) de leite desnatado (100 ml)

1 colher (chá) de amido de milho

Raspas de 1 limão

Da cobertura

150 g de goiabada *light*

Modo de preparo

Triturar no liquidificador o biscoito de amido de milho. Acrescentar a margarina *light* e amassar com as mãos até o ponto de desgrudar. Colocar a massa na forma sem untar. Bater os ingredientes do recheio no liquidificador e adicionar, em seguida, por cima da massa. Levar ao forno por aproximadamente 30 a 40 minutos até endurecer o recheio. Depois de assada, levar à geladeira e em seguida espalhar a goiabada com um pincel por cima da massa. Servir gelada.

Rendimento

8 porções com aproximadamente 75 calorias cada.

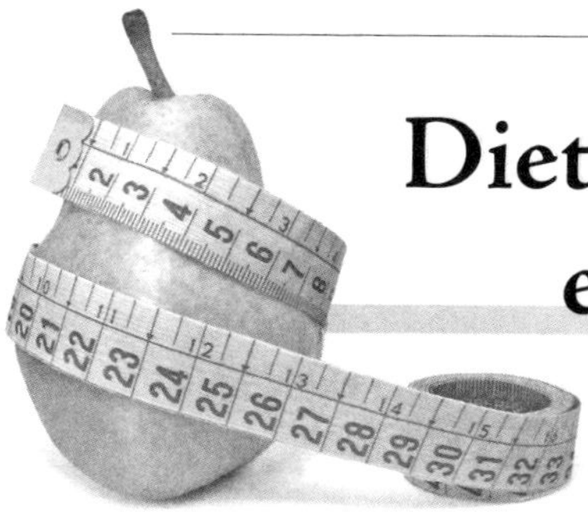

CAPÍTULO 7

Dietas: indicações e cuidados

As dietas bastante restritivas são muito utilizadas para obter um emagrecimento rápido. Sabe-se, entretanto, que o maior problema desses regimes, além de prejuízos a saúde, é a dificuldade em manter o peso após seu término. Como o emagrecimento não foi gradativo, não houve um processo de aprendizado, que engloba o fracionamento das refeições e uma mastigação mais lenta para facilitar a digestão.

Muitas vezes, dietas que restringem severamente o consumo energético, sem acompanhamento de profissional, não apresentam nenhum tipo de balanceamento qualitativo ou quantitativo. Elas são muito perigosas à saúde: resultam em perdas de grandes quantidades de água, eletrólitos e minerais. E ainda provocam um redução mínima de massa gordurosa, e uma perda significativa de massa muscular.

Pessoas que persistem em dietas de baixíssimas calorias perdem grandes quantidades de peso, em média, 20 quilos em 12 a 16 semanas. A maioria, entretanto, recupera tudo dentro de um curto período de tempo, e se vê obrigada a reiniciar o processo de dieta.

Na chamada restrição moderada, com um consumo por volta de 1200 calorias por dia, o emagrecimento acontece de maneira mais gradativa, sem prejudicar o organismo. Segundo o American College of Sports Medicine (Colégio Americano de Medicina Esportiva), para evitar possíveis riscos à saúde, a taxa de perda de peso não pode superar um quilo por semana. O emagrecimento desejável deve ser o resultado de uma perda mínima de massa magra e máxima de gordura. E mais: a dieta associada a programas de exercício precisa ser capaz de manter a nova silhueta adquirida.

Nesse processo, a reeducação alimentar é uma grande aliada. Trata-se de um método de emagrecimento baseado em reuniões que acontecem semanalmente. Nesses encontros, os nutricionistas fazem uma análise da alimentação habitual do participante, e, depois, avaliam seus erros alimentares – jejuns prolongados, consumo inadequado de líquidos, ingestão exagerada de gorduras, entre outros – para que possam ser corrigidos, respeitando sua necessidade energética. As dietas costumam ser de 1200 a 1800 calorias por dia, dependendo da avaliação nutricional realizada e de vários fatores relacionados, como idade, sexo e altura.

O objetivo da reeducação alimentar é melhorar a alimentação qualitativa e quantitativamente, de modo que a perda de peso seja mais gradativa e efetiva. Manter o peso adquirido também torna-se menos complicado, já que a pessoa não passou fome para emagrecer e, consequentemente, sua ansiedade para comer foi amenizada.

Por esses e outros motivos, é fundamental que as pessoas abandonem as dietas "milagrosas" e procurem ajuda para alcançar suas metas de maneira saudável e satisfatória.

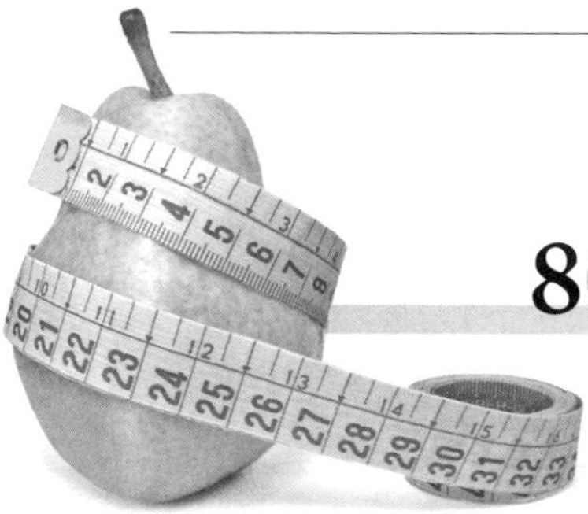

CAPÍTULO 8

Dieta de 800 calorias

Café da manhã

(150 calorias)

Opção 1

- xícara de leite desnatado com 1 colher (chá) cheia de café solúvel
- ½ pão francês sem miolo
- 1 colher (chá) rasa de margarina *light*
- 1 fatia pequena de mamão

Opção 2

- 2 unidades de ameixa seca
- 1 copo de iogurte natural desnatado
- 2 torradas
- 1 colher (chá) cheia de geleia *diet* de morango

Opção 3

- 1 unidade pequena de pêssego
- ½ copo de leite de soja
- 1 fatia de pão de forma *light*
- 1 ponta de faca "humilde" de requeijão *light*

Opção 4

- 1 copo tipo requeijão de suco de melão
- 3 biscoitos de água e sal
- 1 colher (chá) cheia de queijo tipo cottage

Opção 5

- 1 copo tipo requeijão de suco de mamão (feito com 1 fatia média)
- 1 fatia de pão de glúten
- 1 fatia de queijo branco frescal *light*

Opção 6

- 1 xícara de leite desnatado batido com 1 colher (sobremesa) de aveia
- 1 fatia pequena de mamão

Opção 7

- 1 copo de iogurte de frutas *light*
- 3 colheres (sobremesa) cheias de cereal matinal

Lanche da manhã ou da tarde

(50 calorias)

Opção 1

- 1 fatia grande de melão

Opção 2

- 1 xícara (chá) de ervas
- 2 biscoitos de amido de milho

Opção 3

- 1 barra de cereal *light*

Opção 4

- 1 taça de salada de frutas

Opção 5

- 5 unidades de damasco seco

Opção 6

- 1 polenguinho *light*

Opção 7

- 1 xícara (chá) de ervas
- 6 unidades de torrada canapés

Almoço

(300 calorias)

Opção 1

- 1 prato (sobremesa) cheio de agrião
- 2 colheres (sopa) cheias de palmito picado
- 2 colheres (sopa) de beterraba ralada
- 3 colheres (sopa) cheias de arroz cozido
- 2 colheres (sopa) cheias de feijão cozido
- 1 unidade média de filé de pescada assado
- 1 taça de gelatina *light* de frutas

Opção 2

- 1 prato (sobremesa) de alface
- 2 colheres (sopa) cheias de cenoura ralada
- 3 colheres (sopa) cheias de arroz à grega
- 2 colheres (sopa) cheias de carne moída
- 1 unidade média de laranja

Opção 3

- 1 prato (sobremesa) de alface
- 2 colheres (sopa) de broto de feijão
- 1 unidade pequena de tomate
- 3 colheres (sopa) de arroz com brócolis
- 1 bife pequeno grelhado
- 1 unidade média de ameixa vermelha

Opção 4

- 1 folha grande de acelga picada
- 1 colher (sopa) rasa de abóbora cozida
- 1 colher (sobremesa) rasa de atum *light*
- 1 pegador de macarrão ao sugo
- 2 almôndegas de peru
- 1 unidade média de figo

Opção 5

- 2 colheres (sopa) cheias de couve refogada
- 3 colheres (sopa) rasas de nhoque ao sugo

- 1 coxa e 1 sobrecoxa pequenas assadas
- 2 colheres (sopa) de purê de cenoura
- 2 morangos médios

Opção 6

- 3 folhas de endívia
- 3 folhas grandes de chicória picada
- 2 colheres (sopa) de beterraba cozida
- 1 ovo de codorna cozido
- 2 canelones médios de frango
- 3 colheres (sopa) de brócolis no vapor
- 1 taça pequena de flan *light* de kiwi

Opção 7

- 1 pires (chá) cheio de almeirão
- 2 colheres (sopa) de broto de alfafa
- 2 talos de aspargos
- 1 colher (sopa) de milho
- 1 fatia média (120 g) de rocambole de peru
- 2 unidades de banana passa (15 g cada)

Jantar

(250 calorias)

Opção 1

- 1 prato de Sopa de creme de legumes com carne
- 1 banana com canela

Opção 2

- 1 prato (sobremesa) de salada de folhas verdes
- 1 posta média de bacalhau assado com 2 colheres (sopa) de pimentão colorido, 1 unidade pequena de batata e 1 unidade média de tomate
- 1 taça pequena de salada de frutas

Opção 3

- Sanduíche de atum com ricota
- 2 fatias de pão de forma *light*
- 1 colher (sobremesa) rasa de maionese *light*
- 2 colheres (sopa) de atum *light*

- 1 fatia pequena de ricota
- 1 colher (sopa) de palmito picado
- 1 taça de gelatina *light* com pedacinhos de abacaxi

Opção 4

- Salada de macarrão
- 4 colheres (sopa) cheias de macarrão cozido (164 calorias)
- 1 fatia fina de queijo mussarela (33 calorias)
- 1 fatia fina de presunto magro (34 calorias)
- 1 colher (sopa) cheia de milho (22 calorias)
- 1 colher (sopa) cheia de cenoura ralada (5 calorias)
- 1 chocolate tipo Bis

Opção 5

- 3 colheres (sopa) de couve refogada
- 1 unidade pequena de batata sauté
- 1 omelete de claras (feito com 2 claras)
- 4 colheres (sopa) de cottage
- 1 taça de pudim *light* de chocolate

Opção 6

- Salada
- 1 prato (sobremesa) de alface americana
- 1 unidade média de tomate
- 1 unidade de palmito
- 1 pão francês sem miolo
- 1 fatia fina de peito de peru
- 1 fatia fina de mussarela
- 1 copo (americano) de suco de laranjada

Opção 7

- Salada
- 2 pratos (sobremesa) de acelga
- 2 colheres (sopa) cheia de grão de bico
- 3 colheres (sopa) de arroz integral
- 3 unidades médias de almôndegas ao sugo
- 1 unidade pequena de maçã assada

CAPÍTULO 9

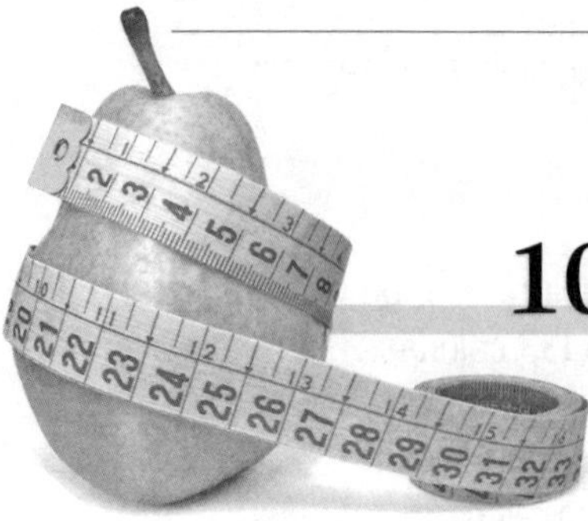

Dieta de 1000 calorias

Café da manhã

(200 calorias)

Opção 1

- ½ unidade de mamão papaya
- 1 xícara de leite desnatado com café
- 1 colher (chá) de achocolatado *light*
- 1 ponta de faca de margarina *light*

Opção 2

- 1 banana prata média
- 1 xícara de chá de ervas
- 1 pão francês sem miolo
- 1 fatia fina de queijo branco *light*
- 1 fatia fina de peito de peru

Opção 3

- 1 copo (americano) de suco de laranjada
- 1 copo de iogurte *light* de frutas
- 1 colher (sopa) de aveia em flocos

Opção 4

- 1 fatia grande de melão
- 1 xícara de leite desnatado com café
- 3 torradas
- 1 colher (chá) de geleia *diet* de frutas

Opção 5

- 1 taça pequena de salada de frutas
- 1 leite fermentado
- 1 fatia de pão de centeio
- 1 colher (chá) cheia de queijo de soja (tofu)

Opção 6

- 1 copo tipo requeijão de leite desnatado batido com 5 morangos médios
- 3 biscoitos de água
- 1 colher (chá) de requeijão *light*

Opção 7

- 1 copo tipo requeijão de suco de abacaxi com hortelã
- 1 pão francês sem miolo
- 1 fatia fina de presunto magro
- 1 colher (chá) de queijo tipo cottage

Lanche da manhã ou da tarde

(75 calorias)

Opção 1

- 1 xícara de chá de ervas
- 2 biscoitos de água e sal

Opção 2

- 1 copo de iogurte de frutas *light*

Opção 3

- 1 unidade média de maçã

Opção 4

- ½ pão francês sem miolo
- 1 colher (chá) cheia de geleia *light*

Opção 5

- 1 copo tipo requeijão de suco de maracujá
- 1 polenguinho

Opção 6

- 1 picolé de frutas

Opção 7

- 1 fatia grande de melancia

Almoço

(350 calorias)

Opção 1

- 1 prato (sobremesa) de alface americana
- 2 folhas de radicchio
- 1 pires (chá) de rabanete
- 2 colheres (sopa) de arroz integral
- 1 pires (chá) de espinafre refogado
- 1 coxa de peru assada
- 1 bola de sorvete de frutas *light*

Opção 2

- 1 prato (sobremesa) de alface com rúcula
- 2 sticks de kani kama
- 2 colheres (sopa) de abóbora cozida temperada com salsa e cebolinha
- 1 unidade média de filé de frango grelhado com ervas
- 2 colheres (sopa) de purê de batata
- 1 kiwi

Opção 3

- 1 unidade média de tomate
- 1 fatia fina de mussarela de búfala
- 1 bife médio com molho funghi
- 2 colheres (sopa) de arroz branco
- 1 taça de gelatina *light* de frutas

Opção 4

- 1 prato (sobremesa) de escarola
- 2 colheres (sopa) de ervilha enlatada
- 3 colheres (sopa) de beterraba ralada

- 2 ramos médios de couve-flor gratinada
- 2 canelones de ricota
- 1 unidade de pêssego em calda *light*

Opção 5

- 1 prato (sobremesa) de alface
- 3 colheres (sopa) de berinjela cozida
- 3 colheres (sopa) de pimentão colorido cozido
- 2 filés pequenos de abadejo ao molho de aspargos
- 3 colheres (sopa) de risoto de açafrão
- 1 taça média de flan de morango

Opção 6

- 2 colheres (sopa) de grão-de-bico cozido
- 1 unidade média de tomate
- 1 pegador de macarrão com brócolis
- 1 fatia média de lagarto ao molho de champignon
- 1 taça de gelatina colorida com iogurte de frutas *light*

Opção 7

- 6 colheres (sopa) cheias de acelga picada
- 3 colheres (sopa) de cenoura ralada
- 1 pires (chá) de ervilha vagem no vapor
- 2 colheres (sopa) cheias de estrogonofe *light* de frango
- 1 unidade média de batata cozida (para acompanhar estrogonofe) (caso queira, colocar no lugar 3 colheres (sopa) de arroz branco)
- 1 fatia média de abacaxi

Jantar

(300 calorias)

Opção 1

- 1 prato (sobremesa) de agrião
- 3 folhas de endívia roxa
- 2 colheres (sopa) de palmito picado
- 3 fatias médias de tomate
- 4 colheres (sopa) de risoto de carne moída com ervilhas
- 1 unidade média de laranja

Opção 2

- 3 colheres (sopa) de couve refogada
- 2 sticks de kani kama
- 1 panqueca de legumes com ricota e molho ao sugo
- 1 chocolate tipo Bis

Opção 3

- 2 pratos de creme de palmito com frango
- 6 torradas canapés

Opção 4

- Sanduíche de ricota com uvas passas
- 2 fatias de pão de forma *light*
- 1 fatia grande de ricota
- 10 unidades de uvas passas
- Sal, alho, cheiro-verde, orégano e suco de limão a gosto
- 1 pera média em calda

Opção 5

- 1 prato (sopa) minestrone
- 1 fatia de pão integral *light*
- 1 taça de salada de frutas

Opção 6

- Vitamina
- 1 fatia pequena de mamão
- 1 unidade pequena de banana prata
- 1 unidade média de maçã
- 1 copo (americano) de leite desnatado
- 2 colheres (sopa) cheia de aveia em flocos

Opção 7

- 1 prato (sobremesa) de rúcula com 1 fatia fina de queijo branco *light*
- 1 pedaço médio de torta de espinafre
- 1 unidade de ameixa vermelha

CAPÍTULO 10

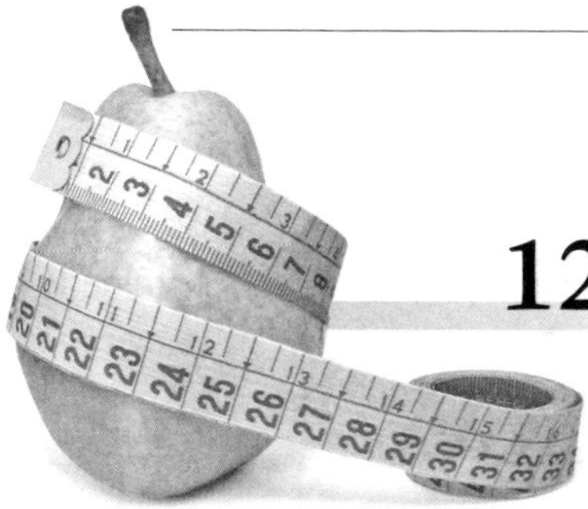

Dieta de 1200 calorias

É baseada nos grupos de alimentos reguladores, energéticos e construtores, dispostos respectivamente para cada uma das refeições diárias.

Café da manhã

Reguladores

1 fatia média de mamão formosa (61 calorias) ou
1 fatia média de abacaxi (44 calorias) ou
1 copo tipo requeijão de suco de acerola (feito com 12 unidades) ou
1 banana prata grande (55 calorias)

+

Carboidratos

1 fatia de pão de forma *light* (50 a 60 calorias) ou
½ pão francês sem miolo (40 calorias) ou
2 torradas grandes (unidade comercial) (50 calorias) ou
2 biscoitos de amido de milho ou
⅓ xícara (chá) de cereal (42 calorias)

+

Proteínas

1 xícara (chá) de leite desnatado (70 calorias) ou
1 iogurte de frutas *light* (60 calorias) ou
1 fatia média de queijo mussarela (65 calorias) ou

1 fatia média de queijo branco (73 calorias) ou
1 fatia grande de queijo branco *light* (62 calorias) ou
1 fatia grande de queijo de soja tofu (56 calorias)

+

Adicionais energéticos

1 colher (chá) cheia de achocolatado em pó *light* (15 calorias) ou
2 colheres (chá) de café solúvel (11 calorias) ou
1 colher (chá) rasa de margarina *light* (14 calorias) ou
1 colher (sobremesa) rasa de geleia de damasco *diet* (10 calorias)

Lanche da manhã ou da tarde

Carboidratos

1 barra de cereal *light* (60 a 70 calorias) ou
2 biscoitos de água e sal ou
6 torradas canapés (48 calorias)

ou

Reguladores

1 maçã média ou
1 banana passa ou
1 kiwi

ou

Proteínas

1 iogurte natural desnatado ou
1 fatia média de ricota ou
1 xícara de leite desnatado com café

Almoço

Reguladores

(escolher uma das três opções a seguir)

Opção 1

2 pratos (sobremesa) de rúcula (10 calorias) + 3 colheres (sopa) cheias de beterraba ralada (26 calorias) + 3 colheres (sopa) cheias de berinjela cozida (52 calorias)

Opção 2

1 prato (sobremesa) de alface + 1 prato (sobremesa) de agrião + 2 ramos pequenos de couve-flor (25 calorias) + 4 colheres (sopa) cheias de cenoura ralada (22 calorias)

Opção 3

1 prato (sobremesa) de escarola + 1 unidade média de tomate + 2 colheres (sopa) de chuchu cozido + 2 unidades médias de aspargos

+

Carboidratos

4 colheres (sopa) de arroz + 3 colheres (sopa) cheia de feijão ou
1 pegador de macarrão ao sugo ou
3 colheres (sopa) de nhoque ao sugo

+

Proteínas

1 coxa e uma sobrecoxa pequenas assadas ou
3 unidades médias de almôndegas ao sugo ou
1 filé médio de pescada assado

+

1 taça de mousse *light* de maracujá ou
1 taça de salada de frutas ou
2 fatias médias de abacaxi

Jantar

Reguladores

(escolher uma das três opções a seguir)

Opção 1

1 prato (sobremesa) cheio de almeirão + 2 colheres (sopa) de abobrinha cozida + 2 colheres (sopa) de beterraba ralada

Opção 2

1 prato (sobremesa) de couve + 1 unidade média de tomate + 1 unidade de palmito + 2 colheres (sopa) de cenoura ralada

Opção 3

4 folhas de radicchio + 1 prato (sobremesa) cheio de alface americana + 2 colheres (sopa) de broto de alfafa + 2 colheres (sopa) de nabo ralado

Opção 4

1 prato (sopa) de legumes (com macarrão)

+

Carboidratos

2 fatias de pão de forma *light* ou
1 pegador de macarrão cozido (com molho ao sugo) ou
1 unidade média de batata cozida ou 3 colheres (sopa) de arroz cozido ou
1 unidade de pão francês

+

Proteínas

1 peito de frango pequeno desfiado ou
1 filé de peixe assado ou
2 fatias finas de blanquet de peru + 1 fatias finas de mussarela ou
2 fatias finas de queijo branco *light*

CAPÍTULO 11

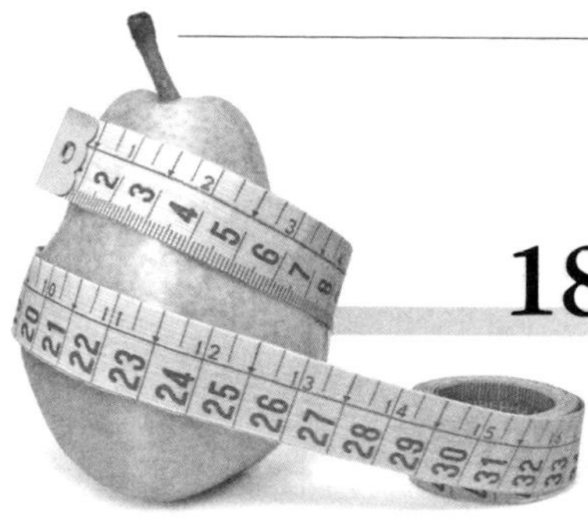

Dieta de 1800 calorias

Cardápio 1

Café da manhã

- Vitamina
  ½ fatia média de mamão
  ½ unidade média de banana
  ¼ unidade média de maçã
  2 colheres (sopa) de farinha de aveia
  ½ xícara (chá) de leite desnatado

Lanche da manhã

- 1 copo de suco de goiaba

Almoço

- Salada
  2 folhas média de couve
  3 colheres (sopa) de berinjela cozida
  3 colheres (sopa) de brócolis cozido
  2 colheres (sopa) de broto de feijão
  1 colher (sobremesa) de azeite
- 5 colheres (sopa) de arroz cozido com cenoura
- 1 concha pequena de feijão
- 3 colheres (sopa) de milho abafado
- 3 fatias finas de lombo assado
- 1 taça de gelatina de frutas

Lanche da tarde

- 1 taça de salada de frutas

Jantar

- Panaché de legumes
  2 colheres (sopa) de cenoura cozida em cubos
  2 colheres (sopa) de batata cozida em cubos
  2 colheres (sopa) de vagem cozida
- 5 colheres (sopa) de arroz integral cozido
- 1 filé médio de frango grelhado ao molho de manga

Ceia

- 1 xícara de leite desnatado
- 2 fatias de pão de forma
- 1 colher (sopa) rasa de margarina

Cardápio 2

Café da manhã

- 1 mamão papaya médio
- 1 xícara (chá) de leite desnatado com café
- 2 fatias de pão de forma integral
- 1 colher (sopa) de requeijão
- 2 fatia média de peito de peru

Lanche da manhã

- 1 copo de suco de abacaxi com hortelã
- 1 maçã grande

Almoço

- Salada
  2 pratos (sobremesa) cheio de alface picado
  4 colheres (sopa) cheia de cenoura ralada
  6 fatias de tomate
  1 colher (chá) de azeite
- 4 colheres (sopa) de arroz cozido

- 1 concha média de feijão cozido
- 1 unidade grande de filé de pescada assado ao molho de alecrim
- 4 colheres (sopa) de chuchu cozido com 1 colher (chá) de milho

Lanche da tarde

- 1 copo de iogurte de frutas
- 3 ameixas secas

Jantar

- Salada
  2 xícaras (chá) de rúcula picada
  1 fatia média de manga picada
  4 colheres (sopa) de beterraba cozida
- Sanduíche de ricota
  2 fatias de pão de forma integral
  2 fatias grandes de ricota amassadas com 2 azeitonas pretas temperada com orégano e 1 colher (café) de azeite
- 1 unidade de pêssego em calda

Ceia

- 1 xícara de chá de camomila

Cardápio 3

Café da manhã

- 1 copo (250 ml) de suco de laranja com acerola
- 1 unidade de pão francês
- 2 colheres (sopa) de *cream cheese*
- ½ xícara de leite desnatado com café

Lanche da manhã

- 1 polenguinho
- 1 copo de água de coco (pode ser a embalagem de 200 ml)

Almoço

- Salada
  2 pires (chá) de agrião
  2 unidades de palmito
  4 colheres (sopa) de beterraba ralada
  4 colheres (sopa) de abobrinha cozida
- 3 pegadores "médios" de macarrão cozido com 3 colheres(sopa) de molho ao sugo
- 1 unidade grande de coxa ou sobrecoxa de frango sem pele assada
- 1 unidade de goiaba

Lanche da tarde

- ½ pão francês
- 1 colher (chá) de geleia de frutas
- 1 xícara de chá de hortelã

Jantar

- Salada
  1 tomate médio com cebolinha e salsinha
  1 colher (chá) de azeite
- 1 prato (sopa) de creme de legumes com carne (2 colheres (sopa) de carne desfiada)
- 2 torradas
- 1 banana prata média com canela e adoçante (pode fazer assada no micro-ondas)

Ceia

- 1 maçã grande

Cardápio 4

Café da manhã

- 1 copo de suco de mamão com cenoura
- 1 copo de iogurte de frutas
- 4 bisnaguinhas
- 1 colher (sopa) de margarina

Lanche da manhã

- 1 pera média

Almoço

- Salada
  1 prato (sobremesa) cheio de alface
  2 colheres (sopa) de rabanete ralado
  2 colheres (sopa) de brócolis
  2 colheres (sopa) de moranga cozida
  1 colher (sopa) de milho
  1 colher (chá) de azeite
- 6 colheres (sopa) de arroz cozido
- 6 colheres (sopa) de estrogonofe de carne
- 1 unidade média de maçã assada com calda de maracujá

Lanche da tarde

- 8 unidades de damasco seco

Jantar

- 2 fatias de pizza vegetariana

Ceia

- 2 biscoitos amido de milho
- 1 xícara (chá) de erva doce

Cardápio 5

Café da manhã

- 1 copo de suco de melão
- 1 xícara (chá) de capuccino
- 1 fatia de pão sírio médio
- 2 fatias pequenas de queijo branco frescal

Lanche da manhã

- 2 fatias grande de abacaxi

Almoço

- Salada
  1 pires (chá) de escarola
  2 colheres (sopa) de cenoura ralada
  2 colheres (sopa) de couve-flor cozida picada
  2 sticks de kani kama
  1 colher (chá) de azeite
- 4 colheres (sopa) de arroz à grega
- 3 colheres (sopa) de ervilha refogada
- 3 fatias média de lagarto ao molho de champignon
- 1 tangerina

Lanche da tarde

- 1 xícara (chá) de erva doce
- 5 unidades de biscoito de água

Jantar

- Salada de macarrão
  6 colheres (sopa) de macarrão cozido
  2 fatias finas de mussarela
  2 fatias finas de presunto magro
  2 colheres (sopa) de milho
  2 colheres (sopa) de cenoura ralada
  1 colher (sobremesa) de azeite
  temperar a gosto

Ceia

- 1 xícara (chá) de leite desnatado batido com 1 fatia média de mamão

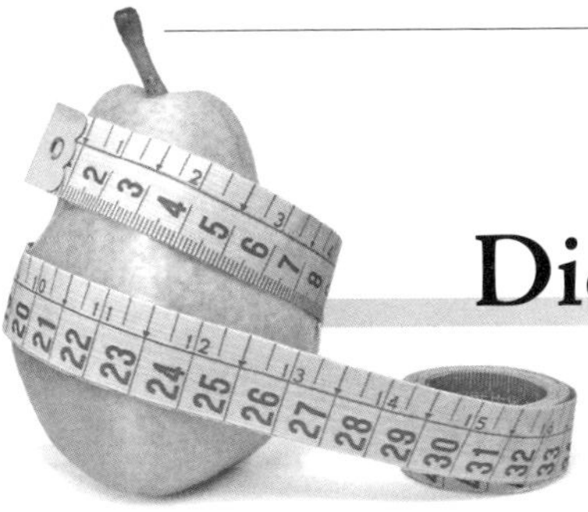

CAPÍTULO 12

Dieta da pizza

A dieta para a mulher será de, aproximadamente, 1200 calorias.

Para os homens, a sugestão de cardápio é de, aproximadamente, 1800 calorias.

Café da manhã

Opção 1

- ½ mamão papaya pequeno
- 1 xícara de leite desnatado
- 1 colher (sopa) de achocolatado *diet*
- 1 fatia de pão de forma *light*
- 2 colheres (chá) de geleia *light*

Para homens: + ½ mamão papaya pequeno + 1 fatia de pão de forma *light* + 2 colheres (chá) de geleia *light*

Opção 2

- 1 copo tipo requeijão de suco de mamão com cenoura
- 1 copo de iogurte de morango *light*
- 2 bisnaguinhas
- 2 colheres (chá) de requeijão *light*

Para homens: + 4 bisnaguinhas + 3 colheres (chá) de requeijão *light*

Opção 3

- 1 fatia média de mamão
- 1 colher (sopa) de aveia
- 2 ameixas pretas secas
- 1 xícara (chá) de camomila
- 2 biscoitos de água e sal
- 1 colher (café) de margarina *light*

Para homens: + 1 xícara de leite desnatado com café + 3 biscoitos de água e sal + 1 colher (café) de margarina *light*

Opção 4

- 1 copo tipo requeijão de suco de abacaxi com hortelã
- 1 xícara (chá) de hortelã
- 1 unidade de pão francês
- 2 colheres (sopa) de queijo cottage

Para homens: + 1 xícara de leite desnatado com café + ½ unidade de pão francês + 2 colheres (sopa) de queijo cottage

Opção 5

- ½ mamão papaya pequeno
- ½ copo de iogurte natural desnatado
- 1 unidade de polenguinho
- 3 torradas com glúten

Para homens: + ½ copo de iogurte natural desnatado + 1 unidade de polenguinho + 2 torradas com glúten

Opção 6

- 1 banana prata pequena
- 1 xícara (chá) de leite desnatado com café
- 2 fatias de pão de forma de glúten
- 2 fatias de blanquet de peru

Para homens: + 2 fatias de pão de forma de glúten + 2 fatias de blanquet de peru

Almoço

Opção 1

- Salada: 1 pires (chá) de escarola + 2 colheres (sopa) de cenoura ralada + 2 colheres (sopa) cheia picada de couve-flor + 1 stick de kani kama
- 3 colheres (sopa) de ervilha torta refogada
- 1 filé médio de linguado assado
- 2 colheres (sopa) cheias de arroz à grega
- 1 unidade de ameixa vermelha

Para homens: + 1 filé pequeno de linguado assado + 2 colheres (sopa) cheias de arroz à grega

Opção 2

- Salada: 1 prato (sobremesa) de alface americana + 1 unidade pequena de batata cozida + 1 pires (chá) de nabo ralado
- 2 colheres (sopa) cheias de arroz branco cozido
- 1 colher (sopa) de feijão cozido
- 1 xícara (chá) cheia de abobrinha cozida
- 2 unidades de almôndegas ao sugo
- 1 taça de gelatina *light*

Para homens: + 2 colheres (sopa) cheias de arroz branco cozido +1 colher (sopa) de feijão cozido + 2 unidades de almôndegas ao sugo

Opção 3

- Salada: 1 pires (chá) de agrião + 1 xícara (chá) de broto de alfafa + 2 talos de aspargos + 2 unidades de azeitonas pretas + 1 colher (sopa) de grão de bico
- 2 pegadores cheios de macarrão cozido com molho ao sugo
- 1 unidade média de coxa de frango sem pele assada
- 1 unidade de laranja pequena

Para homens: + 1 pegador cheio de macarrão cozido com molho ao sugo + 1 unidade pequena de coxa de frango sem pele assada

Opção 4

- Salada: 2 folhas médias de alface + 2 colheres (sopa) cheias de beterraba cozida + 1 unidade média de tomate + 1 colher (sobremesa) de milho enlatado

- 3 colheres (sopa) de arroz branco cozido
- 3 colheres (sopa) cheia de estrogonofe *light* de carne
- 1 unidade média de maçã assada com calda de tangerina

Para homens: + 3 colheres (sopa) de arroz branco cozido + 3 colheres (sopa) cheias de estrogonofe *light* de carne

Opção 5

- Salada: 4 folhas médias de alface + 8 folhas de rúcula + 1 colher (sopa) cheia de manga picada + 1 colher (sopa) cheia de cenoura ralada + 1 unidade de palmito.
- 2 panquecas de ricota com molho ao sugo (1 fatia grande de ricota amassada em cada panqueca)
- 1 taça de pudim *diet* de chocolate

Para homens: + 1 panqueca de ricota com molho ao sugo (1 fatia grande de ricota amassada em cada panqueca)

Opção 6

- Salada: 1 pires (chá) de agrião + 4 folhas médias de alface + 1 fatia pequena de melão picado + 10 unidades de uvas passas + 1 colher (sopa) cheia de molho de iogurte
- 2 pegadores de penne com legumes ao molho funghi
- 1 hambúrguer de peru
- 1 taça de gelatina de frutas *light*

Para homens: + 1 hambúrguer de peru

Lanche da manhã ou da tarde

- 1 copo de iogurte natural desnatado ou
- 1 unidade média de maçã ou
- 8 unidades de damasco seco ou
- 1 fatia média de mamão ou
- 1 barra de cereal *light* ou
- 1 xícara (chá) + 3 unidades de biscoito de amido de milho

Jantar

Opção 1

- Salada: 1 unidade média de tomate + 4 talos de aspargos em conserva
- 3 colheres (sopa) de couve manteiga refogada
- Pizza portuguesa (300 calorias)
  1 fatia de pão sírio médio
  1 colher (sobremesa) rasa de molho de tomate
  1 colher (sobremesa) rasa de milho enlatado
  1 fatia média de ricota amassada com o garfo
  2 colheres (sopa) cheia picada de cebola
  2 fatias médias picadas de presunto magro
  2 colheres (chá) cheias de ervilha enlatada
- 1 unidade média de figo

Para homens: + 1 pizza portuguesa

Opção 2

- Salada: 4 colheres (sopa) cheias picada de acelga + 3 colheres (sopa) cheias ralada de beterraba + 3 colheres (sopa) cheias picadas de brócolis cozido
- Pizza de frango (291 calorias)
  1 fatia de pão sírio médio
  3 colheres (sopa) cheias de peito de frango desfiado
  2 fatias finas de mussarela
  1 colher (sopa) de molho de tomate
  2 unidades de azeitona
- 1 unidade média de goiaba

Para homens: + 1 pizza de frango

Opção 3

- Salada: 4 folhas de escarola + 3 colheres (sopa) cheia de palmito picado + 3 colheres (sopa) cheia de cenoura cozida + 2 colheres (sopa) de broto de feijão
- Pizza de alface (210 calorias)

1 fatia de pão sírio médio
1 colher (sopa) de molho de tomate
1 fatia fina de mussarela
3 folhas médias de alface americana
1 colher (chá) cheia de maionese *light*
3 fatias finas de peito de peru defumado picado

- 1 taça de gelatina *light* de frutas

Para homens: + 1 pizza de alface

Opção 4

- Legumes refogados: 4 colheres (sopa) cheias de cenoura cozida + 2 colheres (sopa) cheias de vagem cozida + 2 colheres (sopa) cheias de batata cozida
- Pizza ao funghi (230 calorias)
  1 fatia de pão sírio médio
  1 colher (sopa) de molho de tomate
  2 fatias finas de mussarela
  2 colheres (sopa) cheias de cogumelo em conserva picado
  2 colheres (sopa) cheias de funghi seco picado
  2 colheres (sopa) cheias de alho-poró picado
  1 colher (sopa) cheia de cebola ralada
  Alecrim desidratado a gosto
  Sal e alho a gosto
- 1 ameixa vermelha

Para homens: + 1 pizza ao funghi

Opção 5

- Salada: 4 folhas médias de alface + 3 folhas de endívia + 3 colheres (sopa) cheias de moranga cozida + 5 unidades de uvas passas + 1 pires (chá) de couve-de-bruxelas
- Pizza a rigor (223 calorias)
  1 fatia de pão sírio médio
  1 colher (sopa) de molho de tomate
  2 fatias finas de mussarela
- 1 fatia grande de melão picado
- 1 pera média em calda de hortelã

Para homens: + 1 pizza a rigor

Opção 6

- Salada: 2 folhas médias de radicchio + 4 colheres (sopa) cheias de brócolis cozido + 1 unidade de palmito + 3 colheres (sopa) cheia de beterraba cozida + 1 colher (sopa) cheia de milho enlatado
- Pizza de sálvia (209 calorias)
  1 fatia de pão sírio médio
  1 colher (sopa) de molho de tomate
  2 fatias médias de queijo branco *light* picado
  1 tomate médio em rodelas
  Sálvia desidratada a gosto

Para homens+ 1 pizza de sálvia

Outras opções de pizza

- Pizza de atum com ricota (338 calorias)
  1 fatia de pão sírio médio
  1 colher (sopa) de molho de tomate
  2 colheres (sopa) cheias de atum *light* (em água)
  1 fatia fina de ricota ("amassada com o garfo")
  1 fatia média de tomate picado
  1 colher (sopa) rasa de palmito picado
- Pizza califórnia (294 calorias)
  1 fatia de pão sírio médio
  1 colher (sopa) de molho de tomate
  1 fatia fina de mussarela
  1 fatia fina de presunto magro
  1 unidade média de pêssego em calda *light* picado
  ½ unidade média de figo em calda picado
  1 fatia fina de abacaxi em calda *light* picado
  2 cerejas em calda

CAPÍTULO 13

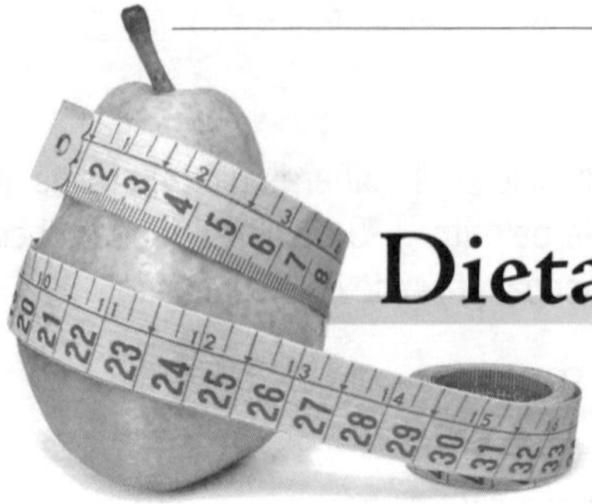

Dieta do sanduíche

Café da manhã

(300 calorias)

Opção 1

- 1 fatia média de mamão
- 1 xícara de leite desnatado com café
- 2 fatias de pão de forma *light*
- 1 colher (café) cheia de margarina *light*

Opção 2

- 1 fatia média de melão
- 1 unidade de pão francês
- 2 fatias finas de ricota
- 1 xícara de leite desnatado com café

Opção 3

- 1 fatia média de mamão
- 1 unidade de pão francês
- 2 fatias de peito de peru
- 1 copo de iogurte de frutas *light*

Opção 4

- 1 copo de suco de melão
- 10 torradas canapés
- 2 colheres (sopa) de requeijão *light*

- 1 xícara de leite desnatado
- 2 colheres (café) rasa de achocolatado *light*

Opção 5

- 1 copo tipo requeijão de vitamina (1 fatia pequena de mamão+ ⅓ maça pequena + 2 colheres (sopa) de aveia + ½ xícara de leite desnatado)
- 2 fatias de pão de forma *light*
- 1 fatia fina de queijo branco *light*

Lanche da manhã ou da tarde

(100 calorias)

- 1 maçã grande ou
- 1 copo de iogurte de frutas *light* ou
- 2 fatias média de abacaxi ou
- 1 barra de cereal *light* + 1 ameixa vermelha ou
- 1 copo (200 ml) de suco de laranja com cenoura ou
- 1 xícara (chá) de camomila + 1 fatia de pão de forma *light* + 1 colher (café) de margarina *light* ou
- 1 fatia grande de melancia ou
- 1 copo duplo de água de coco + 1 unidade grande de pêssego ou
- 1 copo de suco de abacaxi com mamão ou
- 1 copo pequeno de salada de frutas

Almoço

(350 calorias)

Opção 1

- Sanduíche vegetariano: 1 fatia de pão sírio médio + 6 colheres (sopa) de cenoura ralada + 3 colheres (sopa) de beterraba ralada + 1 colher (sopa) de salsão picado + 1 colher (sopa) de ervilha + 2 folhas médias de alface
- 1 copo de suco de melão com hortelã

Opção 2

- Sanduíche de ricota com uvas passas: 2 fatias de pão de forma *light* + 2 fatias médias de ricota + 10 unidades de uva passas + limão, sal e orégano a gosto
- 1 unidade média de maçã assada com canela e adoçante

Opção 3

- 4 folhas médias de rúcula
- 1 unidade média de tomate
- Sanduíche de frango: 2 fatias de pão de forma *light* + 1 colher (sopa) de molho de tomate + 4 colheres (sopa) de frango desfiado + 1 fatia fina de mussarela + 2 rodelas de tomate + 1 azeitona verde
- 1 taça de gelatina + 1 colher (sopa) de iogurte *light* de frutas (vai sobre a gelatina)

Opção 4

- Salada: 5 colheres (sopa) de almeirão picado + 4 colheres (sopa) de cenoura cozida + 2 colheres (sopa) de kani kama
- Sanduíche de lagarto desfiado: 1 unidade pão francês + 4 colheres (sopa) de lagarto desfiado + 2 colheres (sopa) de tomate picado + salsinha a gosto
- 1 copo de suco de goiaba

Opção 5

- Sanduíche de hambúrguer diferente: 1 unidade média de pão de hambúrguer + 1 unidade média de hambúrguer + 1 fatia média de ricota + 1 rodela média de tomate + 2 folhas médias de alface + orégano a gosto
- 1 unidade média de pera

Opção 6

- Salada: 3 folhas médias de alface + 3 unidades de couve-de-bruxelas + 3 colheres (sopa) de beterraba cozida
- Sanduíche de lombo acebolado: 1 unidade de pão francês + 5 colheres (sopa) rasa de lombo desfiado + 2 colheres (sopa) de cebola picada + 2 colheres (sopa) nivelada de molho de tomate
- 1 taça pequena de salada de frutas

Opção 7

- Sanduíche à portuguesa: 1 unidade de pão sírio médio + 1 colher (sopa) de molho de tomate + 1 colher (sopa) de milho + 1 fatia média de ricota + 1 fatia média de presunto magro + 1 colher (sopa) de ervilha
- 1 copo de suco de graviola

Opção 8

- Sanduíche de ricota com azeitonas pretas: 2 fatias de pão de forma *light* + 2 fatias média de ricota + 2 unidades de azeitonas pretas + limão, sal e orégano a gosto
- 2 figos médios

Opção 9

- Sanduíche de atum com ricota: 2 fatias de pão de forma *light* + 3 colheres (sopa) cheias de atum em água + 1 fatia média de ricota + 1 colher (sopa) de tomate picado + 1 colher (sopa) de palmito picado
- 1 copo de suco de acerola

Jantar

(350 calorias)

Opção 1

- 1 prato (sopa) de legumes com carne
- 3 unidades de torrada canapés
- 1 copo de suco de laranja com pera

Opção 2

- 1 prato de canja
- 1 maçã média

Opção 3

- Salada: 4 folhas de alface
- 1 unidade média de tomate
- 3 ramos pequenos de couve-flor

- Panaché de legumes: 4 colheres (sopa) de cenoura + 3 colheres (sopa) de batata + 4 colheres (sopa) de vagem + 4 colheres (sopa) de brócolis
- 1 unidade média de filé de frango grelhado
- 1 fatia média de abacaxi em calda

Opção 4

- Salada de macarrão: 6 colheres (sopa) de macarrão cozido + 1 fatia fina de mussarela + 1 fatia fina de presunto magro + 1 colher (sopa) cheia de milho + 2 colheres (sopa) cheias de cenoura ralada
- 1 taça de gelatina

Opção 5

- 1 unidade pequena de tomate + 4 colheres (sopa) de batata
- 4 colheres (sopa) cheias de escarola refogada
- Omelete com 1 ovo
- 1 fatia fina de queijo branco *light*
- 1 unidade média de banana prata

CAPÍTULO 14

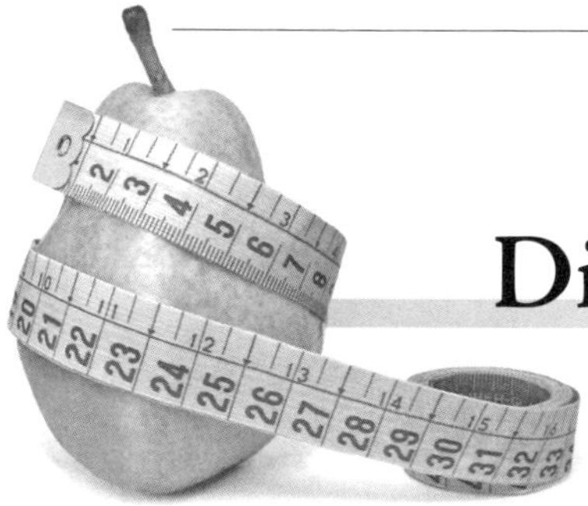

Dieta da sopa

Com aproximadamente 1200 calorias cada cardápio

Base de preparo para todas as sopas

- Refogar o alho e a cebola
- Juntar os legumes e acrescentar 1 copo de água (aproximadamente 200 ml)
- Deixar ferver até cozinhar
- Esperar esfriar um pouco e bater no liquidificador metade da sopa (depende da consistência que deseja adquirir)
- Voltar à panela e deixar ferver
- Dissolver o amido de milho ou farinha de trigo no leite ou na água (depende da receita que escolher e os ingredientes que estiverem descritos na mesma)
- Acrescentar o macarrão "cabelo de anjo" (quando na receita for utilizado o macarrão)
- Temperar com sal, noz-moscada e cheiro-verde
- A carne deve ser refogada em uma panela, separadamente, e na hora de servir, colocada no prato (o frango ou a carne bovina). Em seguida, adicionar a sopa
- Servir quente

Cardápio 1

(1164 calorias)

Café da manhã

- 1 fatia média de melão
- 1 xícara (chá) de leite desnatado com café
- 1 pão francês sem miolo
- 2 fatias finas de ricota

Lanche da manhã

- 2 fatias médias de abacaxi

Almoço

- 1 prato (sobremesa) cheio de alface picada
- 3 colheres (sopa) cheia de repolho roxo picado
- 2 colheres (sopa) cheia de palmito picado
- 4 colheres (sopa) de cenoura ralada
- 4 colheres (sopa) de arroz cozido
- 3 colheres (sopa) cheia de feijão cozido
- 1 unidade média de filé de pescada assado
- 1 unidade média de goiaba em calda

Lanche da tarde

- 1 taça pequena de salada de frutas

Jantar

- 1 prato de Sopa de creme de legumes com frango (ver receita)
  2 colheres (sopa) cheias de cenoura picada
  2 colheres (sopa) cheias de abobrinha picada
  1 colher (sobremesa) de batata cozida picada
  1 folha grande de repolho
  2 colheres (sopa) cheias de leite desnatado
  1 colher (café) cheia de amido de milho
  1 colher (sopa) cheia de peito de frango desfiado
  Completar com água
- 1 banana com canela

Ceia

- 3 torradas tipo canapés
- 1 xícara (chá)

Cardápio 2

(1161 calorias)

Café da manhã

- 1 unidade média de banana prata
- 1 copo de iogurte de frutas *light*
- 5 unidades de bolacha de água e sal
- 2 pontas de faca de margarina *light*

Lanche da manhã

- 1 copo tipo requeijão de suco de mamão (feito com 1 fatia média)

Almoço

- 2 pratos (sobremesa) de acelga
- 2 colheres (sopa) cheias de grão de bico
- 3 fatias média de tomate
- 3 colheres (sopa) de arroz integral
- 3 unidades médias de almôndegas ao sugo
- 1 unidade média de maçã assada

Lanche da tarde

- 1 barra de cereal

Jantar

- 1 prato fundo de Sopa Jardim da Serra (ver receita)
  1 escumadeira rasa de moranga cozida
  1 colher (sopa) cheia de batata
  1 colher (sopa) de macarrão "cabelo de anjo"
  1 colher (sopa) de cebola picada
  1 colher (sopa) de peito de frango desfiado
  Sal, alho e cebolinha a gosto
  completar com água
- 6 torradas canapés
- 1 gelatina *light* com pedacinhos de abacaxi

Ceia

- 1 xícara de leite desnatado com café

Cardápio 3

(1204 calorias)

Café da manhã

- 1 fatia média de melão
- 1 xícara (chá) de leite desnatado
- 1 colher (sopa) de achocolatado *diet*
- 1 unidade de pão francês
- 1 fatia fina de queijo mussarela

Lanche da manhã

- 1 unidade média de goiaba de 100 g

Almoço

- 2 folhas médias picadas de couve
- 1 unidade pequena de batata cozida
- 2 colheres (sopa) cheias de cenoura picada
- 1 colher (sopa) de ervilha picada
- 4 colheres (sopa) de arroz cozido
- 3 colheres (sopa) cheias de feijão cozido
- 2 filés pequenos de abadejo cozido em molho
- 1 nectarina pequena

Lanche da tarde

- 1 copo de iogurte natural desnatado (200 ml)
- 1 maçã média

Jantar

- 1 prato fundo de Sopa de creme de palmito com frango (ver receita)
  1 unidade de palmito
  ¼ de xícara (chá) de leite
  1 colher (chá) cheia de farinha de trigo
  1 colher (sopa) de cebola picada
  1 colher (sopa) de peito de frango desfiado
  Sal, alho e cebolinha a gosto
  Completar com água
- 6 torradas canapés

Ceia

- 1 tacinha de gelatina com iogurte

Cardápio 4

(1219 calorias)

Café da manhã

- 1 fatia média de mamão
- 1 xícara (chá) de iogurte de frutas *light*
- 6 unidades de torradas tipo canapés
- 2 colheres (sopa) de requeijão

Lanche da manhã

- 1 unidade média de caqui

Almoço

- 1 prato (sobremesa) de alface
- 2 colheres (sopa) de broto de feijão
- 1 unidade pequena de tomate
- 5 colheres (sopa) cheias de macarrão com brócolis
- 1 bife médio grelhado
- 1 unidade média de pera em calda

Lanche da tarde

- 1 copo tipo requeijão de suco de mamão com laranja

Jantar

- 1 prato fundo de Sopa de mandioquinha com carne (ver receita)
  1 colher (sopa) cheia de mandioquinha picada
  ¼ de xícara (chá) de leite
  1 colher (café) cheia de amido de milho
  1 colher (sopa) de cebola picada
  1 colher (sopa) cheia de batata
  1 colher (sopa) cheia de tomate
  1 colher (sopa) de carne (coxão-mole) desfiado
  Sal, alho e cebolinha a gosto
  Completar com água
- 4 torradas canapés
- 2 fatias médias de abacaxi

Ceia

- 2 fatias finas de queijo branco *light*
- 1 xícara (chá) de pêssego *light*

Cardápio 5

(1192 calorias)

Café da manhã

- ½ mamão papaya pequeno
- 1 xícara (chá) de leite desnatado
- 1 colher (sopa) de achocolatado *diet*
- 2 fatias de pão de forma *light*
- 2 colheres (chá) de geleia de morango *light*

Lanche da manhã

- 6 damascos secos

Almoço

- 2 folhas grandes de alface
- 3 folhas de endívia
- 2 colheres (sopa) de palmito picado
- 3 fatias média de tomate
- 1 colher (café) de azeite
- 4 colheres (sopa) de risoto de açafrão com ervilhas
- 1 unidade média de laranja

Lanche da tarde

- 2 ameixas vermelhas pequenas

Jantar

- 1 prato fundo Sopa de creme de cenoura com frango
  3 colheres (sopa) cheias de cenoura ralada
  ¼ de xícara (chá) de leite
  1 colher (sopa) de macarrão "cabelo de anjo"
  1 colher (café) cheia de amido de milho
  1 colher (sopa) de cebola picada
  1 colher (sopa) de peito de frango desfiado
  Sal, alho e cebolinha a gosto
  Completar com água
- 6 torradas canapés
- 1 taça de pudim *light* de chocolate

Ceia

- 1 copo de iogurte de frutas *light*
- 4 torradas tipo canapés
- 1 colher (sopa) de requeijão *light*

Cardápio 6

(1215 calorias)

Café da manhã

- 1 unidade média de laranja
- 1 xícara (chá) de iogurte natural desnatado
- 1 unidade de pão francês sem miolo
- 2 fatias finas de peito de peru

Lanche da manhã

- 1 unidade de polenguinho

Almoço

- 1 pires (chá) de agrião
- 4 talos de aspargos
- 3 flores de couve-flor
- 2 pegadores de espaguete com 1 colher (sopa) de peito de peru picado, 1 colher (sopa) de ervilhas e 3 colheres (sopa) de molho branco
- 1 sobrecoxa grande assada
- 1 fatia de abacaxi

Lanche da tarde

- 1 unidade média de maçã
- 1 copo tipo requeijão de água de coco

Jantar

- 1 prato fundo de Sopa de creme de milho
  2 colheres (sopa) cheia de milho
  1 colher (sopa) de macarrão "cabelo de anjo"
  1 colher (café) cheia de amido de milho
  1 colher (sopa) de cebola picada
  Sal, alho e cebolinha a gosto
  Completar com água
  1 colher (sobremesa) cheia de queijo parmesão ralado
- 2 torradas canapés
- 1 copo de suco de framboesa

Ceia

- 1 xícara de leite desnatado com café

Cardápio 7

(1175 calorias)

Café da manhã

- Salada de frutas
  - ½ fatia pequena de mamão
  - ½ unidade de laranja
  - ½ unidade de banana prata
- ½ copo tipo requeijão de suco concentrado de maracujá diluído em água com adoçante
- ½ unidade de pão francês
- 1 fatia média de ricota

Lanche da manhã

- 1 copo de suco de abacaxi

Almoço

- Salada de feijão branco com tomate
  - 1 colher (sopa) de feijão branco
  - 3 fatias de tomate
  - 1 colher (café) de azeite
- 4 colheres (sopa) de arroz com lentilhas
- 1 filé médio de frango grelhado
- 3 colheres (sopa) de sorvete napolitano *light*

Lanche da tarde

- 2 unidades de 30 g cada de figo seco

Jantar

- 1 prato fundo de Canja
- 5 torradas canapés

Ceia

- 1 xícara (chá) de limão *light*
- 1 unidade média de pera

CAPÍTULO 15

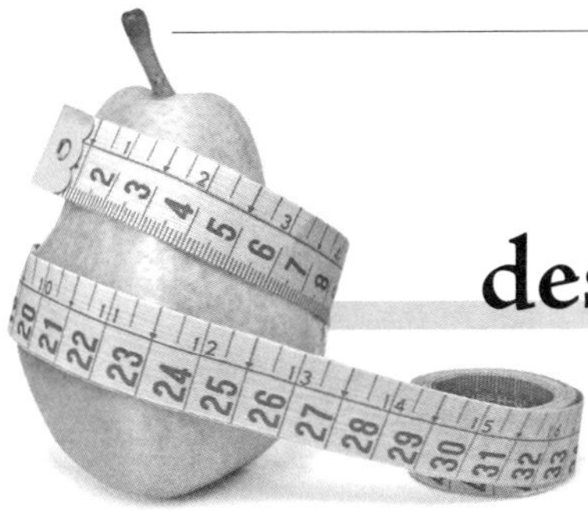

Dieta desintoxicante

Em uma dieta desintoxicante, a quantidade de líquido a ser ingerida é fundamental, porque a água tem propriedades importantes para o equilíbrio corporal, é um lubrificante, fonte de energia, possibilita interação de substâncias e participa da regulação da temperatura corporal.

Nessa dieta, a água será uma grande auxiliar no emagrecimento, atuando no aumento da saciedade e limpando as impurezas do organismo, tornando a dieta ainda mais desintoxicante. A ingestão diária deve ser de 6 a 8 copos por dia, podendo ser aumentado para 10 copos por dia. No entanto, pode-se variar entre água, chás e sucos.

Todos os grupos de alimentos devem estar presentes em uma alimentação equilibrada. De acordo com a pirâmide alimentar, baseando-se nos grupos de alimentos reguladores, energéticos e construtores, podemos fazer a seguinte classificação:

Energéticos – pães, massas e cereais
Reguladores – verduras, frutas e legumes
Construtores – carnes e ovos, leite e derivados e feijões
Adicionais energéticos – óleos, gorduras e açúcares

Para a dieta desintoxicante podemos subdividi-los em 7 grupos:

Pães, massas e cereais
Verduras e legumes
Frutas
Leite e derivados
Carnes e ovos
Feijões
Óleos, gorduras e açúcares

Cardápio para uma dieta desintoxicante

(1200 calorias, baseado em porções da pirâmide alimentar)

Café da manhã (300 calorias)

- 1 porção de frutas picadas
- 1 porção de leite ou derivados
- 1 porção de pães, cereais e massas
- 1 porção de adicional energético

Colação (50 calorias)

- 1 porção de frutas

Almoço (400 calorias)

- 2 porções de hortaliças e legumes crus
- 1 porção de hortaliças e legumes cozidos
- 2 porções de massas, cereais e pães
- ½ porção de feijões (leguminosas)
- 1 porção de carne ou ovos

Lanche da tarde (50 calorias)

- ½ porção de leite ou derivados

Jantar (300 calorias)

- 1 porção de hortaliças e legumes crus
- 1 porção de hortaliças e legumes cozidos
- 1 porção de massas, cereais e pães
- ½ porção de feijões (leguminosas)
- ½ porção de carne ou ovos

Ceia (100 calorias)

- 1 porção de frutas
- ½ porção de leite e derivados

CAPÍTULO 16

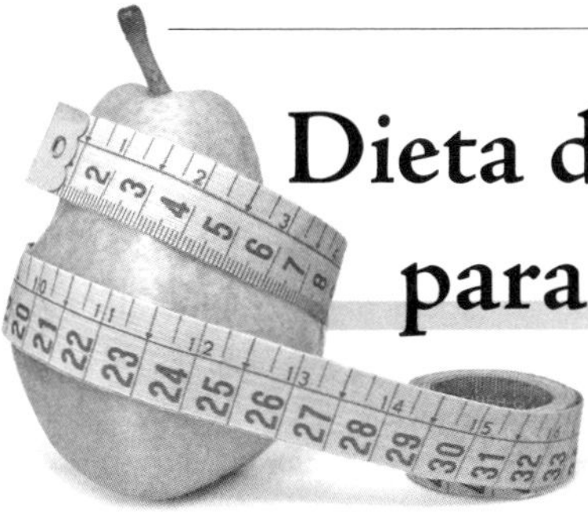

Dieta de 2000 calorias para manutenção de peso

Rica em vitaminas e cálcio para aliviar os sintomas da TPM.

Cardápio 1

Café da manhã

- 1 copo (250 ml) de suco de laranja com acerola (1 laranja e 6 acerolas)
- 2 fatias de pão de centeio
- 2 fatias médias de queijo fresco
- 2 fatias de presunto de peru

Lanche da manhã

- 1 fatia grande de melão
- 2 torradas
- 1 colher (sopa) rasa de *cream cheese*

Almoço

- Salada: 1 tomate médio + 1 lata de sardinha em conserva (em água) + ½ cebola média
- escumadeiras média rasa de arroz cozido
- ½ colher média de feijão
- 1 colher (sopa) de azeite
- 1 maçã média

Lanche da tarde

- 1 taça de salada de frutas
- 3 colheres (sopa) de granola

Jantar

- Salada: 3 colheres (sopa) de cenoura cozida + 1 colher (sopa) de ervilha + 1 colher (sopa) de milho + 3 colheres (sopa) de chuchu
- 1 colher (sopa) de azeite
- Sanduíche: 1 pão francês + 3 colheres (sopa) de frango desfiado + 1 colher (sopa) de molho de tomate (para passar no pão antes de colocar a carne)

Ceia

- 1 copo (250 ml) de vitaminado de leite com mamão (feito com 1 fatia pequena + 150 ml de leite)
- 4 biscoitos de amido de milho

Cardápio 2

Café da manhã

- 1 copo de suco de mamão com cenoura
- 1 copo de iogurte de frutas
- 4 bisnaguinhas
- 1 colher (sopa) de margarina

Lanche da manhã

- 2 fatias grandes de abacaxi

Almoço

- Salada:1 pires (chá) de escarola + 2 colheres (sopa) de cenoura ralada + 2 colheres (sopa) de couve-flor cozida picada + 2 sticks de kani kama + 1 colher (chá) de azeite
- 4 colheres (sopa) de risoto de espinafre
- 3 colheres (sopa) de couve refogada
- 3 fatias médias de peito de peru ao molho de pêssego
- 1 laranja

Lanche da tarde

- 1 xícaras de chá de erva doce
- 3 unidades de biscoito de água
- 4 avelãs

Jantar

- Panaché de legumes: 2 colheres (sopa) de cenoura cozida + 2 colheres (sopa) de mandioquinha cozida + 2 colheres (sopa) de vagem cozida
- 5 colheres (sopa) de arroz integral cozido
- 1 filé médio de frango grelhado ao molho de mostarda

Ceia

- 8 damascos secos

Cardápio 3

Café da manhã

- 10 morangos
- 1 copo de iogurte natural desnatado
- 2 colheres (sopa) de aveia em flocos
- 3 biscoitos de água e sal
- 1 colher (chá) cheia de margarina

Lanche da manhã

- 1 copo de iogurte de frutas com mel

Almoço

- Salada:1 prato raso de verduras + 2 colheres (sopa) de beterraba ralada + 2 palmitos + 1 colher (chá) de azeite
- 4 colheres (sopa) de arroz com castanhas
- 2 colheres (sopa) de lentilha
- 3 colheres (sopa) de fricassê de frango
- 1 banana passa

Lanche da tarde

- 2 polenguinhos
- 1 copo (250 ml) de suco de melão com hortelã (feito com 1 fatia média)

Jantar

- Salada de macarrão
  6 colheres(sopa) de macarrão cozido
  2 fatias finas de mussarela
  2 fatias finas de peito de chester
  2 colheres (sopa) de milho
  2 colheres (sopa) de cenoura ralada
  1 colher (chá) cheia de maionese *light*
  1 colher (sobremesa) de azeite
  Temperar a gosto

Ceia

- ½ mamão papaya médio

Cardápio 4

Café da manhã

- 1 banana prata
- 1 xícara (chá) de leite desnatado com café
- 1 pão francês
- 1 colher (sopa) de requeijão

Lanche da manhã

- 1 maçã grande
- 1 barra de cereal

Almoço

- Salada: 1 prato(sobremesa) de alface + repolho + 1 fatia fina de abacaxi + 2 colheres (sopa) de berinjela + 2 colheres (sopa) de pimentão + 1 fatia média de ricota
- 1 colher (chá) cheia de azeite
- 2 escumadeiras cheias de nhoque com molho de proteína de soja texturizada
- 1 taça de flan de kiwi

Lanche da tarde

- 1 xícara de chá de sua preferência
- 1 fatia de pão ciabata
- 1 colher (chá) cheia de manteiga *light*

Jantar

- 4 colheres (sopa) de espinafre refogado com molho branco
- 1 colher (chá) cheia de azeite
- 1 filé grande de lombo de dourada assado
- 1 batata grande corada

Ceia

- 1 goiaba grande

Cardápio 5

Café da manhã

- 1 fatia média de mamão
- 4 colheres (sopa) de cereal integral
- 1 colher (sopa) de mel
- 1 xícara de chá de erva doce
- 2 fatias de pão de forma integral
- 1 colher (sopa) de geleia de frutas

Lanche da manhã

- 1 fatia grande de melancia

Almoço

- Salada: 3 folhas médias de couve manteiga picada + 8 bolinhas de mamão (1 fatia média) + 3 colheres (sopa) de cenoura cozida + 2 colheres (sopa) de rabanete + 1 amêndoa +1 colher (chá) rasa de azeite
- 1 escumadeira cheia de arroz
- 1 concha média cheia de moqueca de peixe
- 1 taça de gelatina colorida

Lanche da tarde

- 1 copo de iogurte de frutas
- 1 colher (sopa) de farelo de trigo
- 2 ameixas secas

Jantar

- Salada: 1 prato raso de rúcula + 2 damascos secos + 4 colheres (sopa) de beterraba cozida
- Sanduíche: 1 pão sírio médio + 2 fatias grandes de ricota amassadas com 1 colher (chá) rasa de alcaparras + 1 fatia de presunto de peru +1 colher (chá) cheia de maionese *light* + 2 fatias de tomate Temperar com orégano e 1 colher (café) de azeite
- 1 unidade de pêssego em calda

Ceia

- 1 xícara de chá de erva doce
- 5 unidades de biscoito de água

Cardápio 6

Café da manhã

- Vitamina:
  ½ fatia média de mamão
  ½ unidade média de banana
  ¼ unidade média de maçã
  2 colheres (sopa) de farinha de aveia
  ½ xícara (chá) de leite desnatado
- 2 broinhas de fubá
- 2 colheres (sopa) de queijo cottage

Lanche da manhã

- 3 unidades de figo seco

Almoço

- Salada: 1 prato raso de almeirão com alface + 1 fatia de queijo branco + 3 colheres (sopa) de abóbora – moranga + ½ pepino médio
- 1 colher (chá) cheia de azeite
- 1 porção de torta de batata
- 3 almôndegas de frango
- 1 taça de sagu com frutas

Lanche da tarde

- 3 torradas integrais
- 1 xícara (chá) de leite com achocolatado (1 colher (chá) cheia)

Jantar

- 1 omelete de legumes com ricota, alcaparras e tomate seco (feito com 1 ovo inteiro + 2 claras + 1 colher (sopa) de cenoura cozida + 1 colher (chá) rasa de alcaparras + 1 fatia de tomate seco + 1 colher (sopa) de ricota picada
- 1 colher (chá) cheia de azeite
- Escumadeira média cheia de arroz integral
- 1 maçã cozida com gelatina

Ceia

- 1 copo de suco de abacaxi com pera (½ fatia média de abacaxi + ¼ de pera)

Cardápio 7

Café da manhã

- 1 laranja média
- 1 xícara (chá) de leite desnatado com café
- 1 fatia média de bolo de chocolate simples

Lanche da manhã

- 1 taça de salada de frutas com iogurte

Almoço

- Salada: 1 prato raso de repolho com alface + 2 fatias de copa maturada + 1 tomate médio + 1 colher (chá) cheia de azeite
- 3 colheres (sopa) de chuchu ao molho branco
- 1 colher (sopa) rasa de parmesão ralado
- 2 canelones de ricota com espinafre
- 1 taça de flan de chocolate

Lanche da tarde

- 5 biscoitos integrais de trigo
- 1 copo (250 ml) de suco de maracujá

Jantar

- Salada: 1 prato raso de endívias + 1 colher (sopa) de *cream cheese* + 1 noz picada + 1 colher (chá) de azeite
- 1 filé médio de salmão ao molho de manga
- 1 batata média corada
- 1 fatia média de melão

Ceia

- ½ copo de iogurte de laranja, cenoura e mel

Cardápio 8

Café da manhã

- 1 fatia média de mamão ou melão
- 1 fatia de pão integral caseiro ou 1 unidade de pão francês sem miolo
- 1 colher (chá) de margarina *light* ou geleia *light*
- 1 xícara de leite com café
- 1 colher (sopa) de aveia em flocos

Lanche da manhã

- 1 unidade média de banana prata

Almoço

- Salada: verduras folhosas + 3 colheres (sopa) de cenoura ou beterraba ralada + 3 colheres (sopa) de berinjela cozida, ou abobrinha, ou chuchu, ou 4 fatias de tomate
- 3 colheres (sopa) cheias de legumes ou verdura cozida
- 4 colheres (sopa) de arroz
- 2 colheres (sopa) de feijão
- 1 filé médio grelhado ou assado ou cozido de carne bovina ou aves ou peixes

- 1 unidade média de laranja
- 1 colher (chá) nivelada de azeite

Lanche da tarde

- 1 fatia de pão integral caseiro
- 1 unidade média de goiaba

Jantar

- Salada: verduras folhosas + 3 colheres (sopa) de cenoura ou beterraba ralada + 2 palmitos + 1 colher (sobremesa) de milho
- Sanduíche: 1 fatia de pão sírio mini + 1 colher (sopa) de molho de tomate + 1 colher (sopa) de frango desfiado temperado (já refogado) + 1 colher (sobremesa) de ricota ralada ou outro queijo branco + verdura (1 folha de alface, caso queira)
- 1 prato (sopa) de legumes
- 1 colher (chá) nivelada de azeite

Observação: Caso não tome a sopa, insira mais uma fatia de pão no lanche, podendo fazer dois sanduíches abertos ou aumentar o recheio de uma sanduíche fechado, feito com as duas fatias

Ceia

- 1 iogurte de frutas *light*
- 1 unidade média de maçã

CAPÍTULO 17

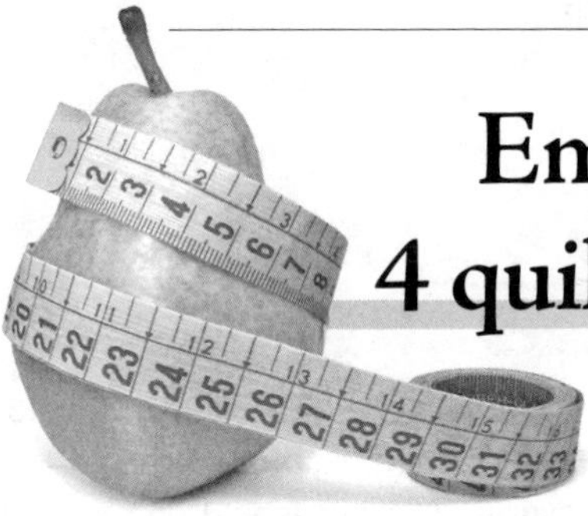

Emagrecendo 4 quilos em 15 dias

Dieta de aproximadamente 900 calorias.

Café da manhã

(200 calorias)

Opção 1

- 1 unidade média de banana prata
- 2 colheres (sopa) de aveia em flocos
- 1 copo (200 ml) de iogurte natural desnatado

Opção 2

- 5 ameixas secas
- 1 xícara (chá) de leite desnatado com café
- 2 unidades de biscoito integral

Opção 3

- 1 fatia média de abacaxi
- 2 fatias de pão de forma *light* (de até 50 calorias cada fatia)
- 1 fatia média de queijo branco *light*
- 1 xícara de chá de hortelã

Opção 4

- 1 copo (200 ml) de água de coco
- 1 fatia média de mamão
- 1 copo (200 ml) de iogurte de frutas *light*
- 2 biscoitos de água e sal

Opção 5

- 1 copo (200 ml) de coalhada
- ½ pão francês sem miolo
- 2 fatias de blanquet de peru

Opção 6

- 1 copo (250 ml) de suco de manga com maracujá 1 fatia fina de manga e polpa de ½ maracujá)
- 3 torradas
- 2 colheres (sopa) de queijo cottage

Opção 7

- 1 fatia média de melão
- 1 copo (200 ml) de leite de soja
- 1 fatia média de queijo tofu
- 1 fatia de pão de forma integral

Lanche da manhã

(50 calorias)

- 1 copo de iogurte *light* de frutas ou
- 1 banana passa ou
- 1 polenguinho *light* ou
- 2 biscoitos de água e sal ou
- 1 xícara de chá de ervas mistas ou
- 1 taça de gelatina *light* de frutas com 1 colher (sopa) de iogurte *light* ou
- 1 unidade média de figo ou
- 1 colher (sopa) rasa de uva passas

Almoço

(300 calorias)

Opção 1

- 1 prato raso de salada de acelga com agrião + 4 colheres (sopa) de pimentão colorido
- 1 porção de Lasanha de berinjela (ver receita)
- 1 taça de gelatina *light* com 1 colher (sopa) de iogurte *light* de frutas

Opção 2

- 1 prato de rúcula com 1 stick de kani kama
- 1 fatia fina de lombo suíno assado
- 2 colheres (sopa) de risoto de açafrão
- 2 colheres (sopa) de chuchu refogado

Opção 3

- 4 colheres (sopa) de couve manteiga refogada
- 1 unidade média de batata cozida
- 1 filé médio de pescada ao molho de alho-poró
- 6 bagos de uva rosada

Opção 4

- 1 prato raso de alface picada
- 1 tomate picado
- 1 panqueca de carne com molho ao sugo (ver receita)
- 1 taça de mousse *light* de chocolate

Opção 5

- 1 prato raso de agrião + 1 fatia de manga picada
- ½ colher (sopa) de feijão
- 3 colheres (sopa) de arroz
- 2 almôndegas de peru
- 1 figo médio

Opção 6

- 4 colheres (sopa) rasas de chicória refogada
- 3 colheres (sopa) de arroz à grega
- 1 sobrecoxa média assada
- 1 taça de gelatina *light* de frutas

Opção 7

- 3 colheres (sopa) de cenoura refogada
- 2 colheres (sopa) de vagem refogada
- 1 omelete recheado (com 1 ovo) com 1 fatia de queijo branco *light*
- 3 colheres (sopa) de arroz integral
- 1 ameixa vermelha

Lanche da tarde

(50 calorias)

- 1 copo (200 ml) de água de coco + 2 ameixas secas ou
- 1 unidade pequena de maçã ou
- 1 fatia de pão de forma *light* (de 30 calorias) + 1 colher (chá) rasa de queiijo cottage ou
- 2 biscoitos de amido de milho + 1 xícara de chá de hortelã ou
- 1 taça pequena de salada de frutas ou
- 1 fatia média de abacaxi ou
- 1 bisnaguinha + 1 colher (chá) rasa de manteiga *light*

Jantar

(300 calorias)

Opção 1

- 1 copo (200 ml) de leite desnatado com 1 colher (sopa) de achocolatado *light*
- 2 fatias de pão de forma *light* (com no máximo 40 calorias)
- 2 fatias médias de peito de chester defumado
- 1 colher (chá) de maionese *light*

Opção 2

- 1 prato raso de alface + 3 colheres (sopa) de abóbora moranga cozida + 6 uvas passas
- 2 porções de Penne Primavera (ver receita)

Opção 3

- 2 pratos de Sopa de creme de cebola com frango (ver receita)
- 1 fatia de pão de forma *light* (fatia de 30 calorias)

Opção 4

- 1 copo (200 ml) de suco de goiaba (feito com ½ goiaba média)
- 1 pão francês sem miolo
- 1 bife médio acebolado
- 1 porção de maçã cozida na gelatina (ver receita)

Opção 5

- 1 fatia de Pizza de escarola
- 1 pêssego em calda *light*

Opção 6

- 1 prato raso de alface com agrião
- 1 filé de frango grelhado ao molho de ervas
- 3 colheres (sopa) de arroz com lentilha
- 2 ameixas secas

Opção 7

- 1 prato raso de rúcula com 1 fatia média de ricota picada
- 1 fatia média de torta de palmito
- 1 fatia média de abacaxi com raspas de limão

CAPÍTULO 18

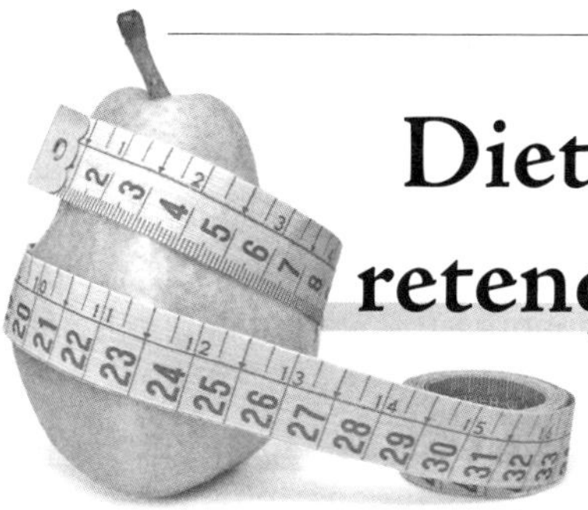

Dieta para evitar retenção de líquidos

Lute contra a retenção hídrica

Alimentos ricos em sal aumentam o problema da retenção hídrica, piorando o aspecto da celulite. Comece já a moderar o consumo de enlatados, embutidos, shoyu, molho inglês e companhia.

Depois da fase de desintoxicação, você está liberado para enxugar as medidas ou até 1,5 quilo com os chás emagrecedores. O tratamento deve durar dez dias, com três a quatro copos de chá por dia. E não se esqueça: nessa fase, a dieta fica à sua escolha, mas os ladrões de energia (açúcar, sal, fritura e alimentos industrializados) continuam suspensos. Combine até três ervas:

- Carqueja (Baccharis): tem efeito diurético e diminui os níveis de açúcar no sangue.
- Chá verde (Camelia sinensis): estimula a digestão e facilita a queima de gordura.
- Gengibre (Zingiber officinale): dá saciedade e acelera o metabolismo.
- Guaçatonga (Casearia sylvestris): ativa a digestão das gorduras e tem ação diurética.
- Laranja-da-terra (Citrus aurantium): aumenta o ritmo do metabolismo e estimula a digestão.
- Sete-sangrias (Cuphea balsamona): é diurética e levemente laxativa.

O aumento do consumo de água (8 copos por dia) vai auxiliar no processo de emagrecimento aumentando a saciedade, mesmo porque muitas vezes a sede é confundida com a fome. Em caso de beber a água gelada, o organismo vai gastar mais energia para deixá-la na temperatura do corpo.

O chá de gengibre é considerado acelerador de 20% do metabolismo, e segundo estudos, o consumo deve ser de 1 colher (chá) por dia. Existem outros alimentos considerados termogênicos, que contém uma ou mais substâncias responsáveis pela ação termogênica: gingeral e sogaol no gengibre; capsaicina na pimenta (caiena, dedo-de-moça ou malagueta); e sinegrina na mostarda. Já no vinagre, o poder emagrecedor é atribuído a vários nutrientes (piruvato, pectina e ácido acético, por exemplo).

Outros alimentos considerados termogênicos são: acelga, aspargos, couve, brócolis, laranja, kiwi, cafeína, guaraná, chá verde e até água gelada. O chá de laranja-da-terra também é considerado um acelerador do metabolismo, estimulando a digestão. Fracionar as refeições é importante para manter o metabolismo constante, pois estará se alimentando várias vezes em menor quantidade e organismo estará metabolizando os alimentos o tempo todo.

O aumento do consumo de alimentos integrais vai elevar o consumo de fibras e permitir o esvaziamento gástrico mais lento, dando maior sensação de saciedade. Tomar um chá quentinho meia hora antes das refeições principais vai ajudar a não comer demais, além disso iniciar pela salada é uma ótima ideia, lembrando que deve ser feito com prazer e não como obrigação, pois muitos não gostam de verduras e ou legumes.

Evitar os alimentos embutidos vai facilitar no emagrecimento, pois eles contêm alto teor de sódio, o que pode provocar retenção hídrica. A fruta seca contém alto teor de frutose, diminuindo as chances de abusar dos doces, que nesse momento, deverão ser evitados.

Cardápio de aproximadamente 900 calorias ao dia

Café da manhã

Opção 1

- 3 amêndoas
- 4 ameixas pretas secas
- 1 xícara de chá verde
- 2 torradas integrais
- 2 colheres (sopa) de cottage

Opção 2

- 1 fatia grande de mamão
- 1 copo de iogurte natural desnatado
- 1 colher (sopa) cheia de aveia em flocos

Opção 3

- 1 laranja média
- 1 xícara (chá) de leite desnatado com café
- 2 biscoitos integrais

Opção 4

- 1 fatia grande de melão
- 1 copo de iogurte de frutas *light*
- 2 colheres (sopa) cheias de granola sem açúcar

Opção 5

- 1 copo (250 ml) de suco de melancia com gengibre
- 2 fatias de pão de forma integral *light*
- 1 fatia média de queijo branco *light*

Opção 6

- 1 copo (250 ml) de suco de abacaxi (½ fatia pequena) com maçã (¼ de unidade média)
- 1 pão francês sem miolo
- 2 colheres (sopa) de *cream cheese light*

Opção 7

- 1 copo (250 ml) de leite batido com ½ fatia fina de mamão + ½ banana prata pequena
- 3 biscoitos de amido de milho

Lanche da manhã

- 1 xícara de chá de laranja-da-terra + 2 biscoitos de água ou 1 figo grande ou
- 1 taça de gelatina colorida com iogurte de frutas *light* (½ pote = 100 g) ou
- 1 kiwi médio ou
- 1 barra de cereal *light* de frutas ou
- 1 copo (250 ml) de suco de limão + 2 biscoitos de leite ou
- 1 copo de (250 ml) de água de coco

Almoço

Opção 1

- 1 prato raso de verduras folhosas + 1 stick de kani kama
- 3 colheres (sopa) de arroz integral
- 2 colheres (sopa) de carne ensopada com legumes
- 1 taça de gelatina *light* de frutas

Opção 2

- Salada: 1 tomate médio + ½ pepino grande
- 2 canelones de frango
- 1 maçã assada com canela e adoçante

Opção 3

- Salada: 1 prato raso de espinafre cru picado + 1 fatia pequena de mamão picado
- 1 sobrecoxa média assada ao molho salsão
- 3 colheres (sopa) de arroz com brócolis
- ½ taça de mousse de chocolate *light*

Opção 4

- Salada: 1 prato raso de endívia + 2 colheres (sopa) de cenoura ralada + 1 castanha do pará + 1 colher (sobremesa) de *cream cheese light*
- 1 posta de bacalhau grelhado
- 1 batata média corada

Opção 5

- 4 colheres (sopa) de brócolis refogado + 2 amêndoas torradas moídas
- 2 colheres (sopa) de arroz
- 1 filé de frango com palmito (2 unidades) e molho branco

Opção 6

- Salada: 1 prato raso de radicchio + 1 colher (sopa) de manga picada + 6 uvas passas
- 2 pegadores pequenos de penne com iscas de salmão (2 colheres (sopa)) e ervilha (1 colher (sopa))
- 1 banana passa *light*

Opção 7

- Salada: 1 prato raso de alface + 1 fatia fina de abacaxi + 2 talos de aspargos
- 1 escumadeira (cheia) de risoto de frango
- 1 taça de salada de frutas

Lanche da tarde

- 1 fatia pequena de mamão + 2 colheres (chá) cheia de aveia em flocos ou
- 1 copo (250 ml) de suco de manga (1 fatia fina) com maracujá (1 colher(sopa) da polpa) ou
- 1 xícara de chá de gengibre + 1 bisnaguinha com 1 colher (chá) de cottage ou
- 1 fatia média de melancia ou
- 1 tomate grande com sal ou
- 1 copo (250 ml) (chá) gelado de hortelã + 1 fatia de pão de forma *light* + 1 colher (chá) rasa de manteiga *light* ou
- 1 pera pequena

Jantar

Opção 1

- 1 escumadeira média cheia de chicória refogada com 2 colheres (sopa) de milho
- 1 bife médio grelhado acebolado

Opção 2

- 1 omelete feita com 1 ovo + 1 colher (sopa) de tomate picado + 1 fatia fina de queijo branco *light* picado
- 1 fatia de pão de forma integral *light* torrado
- 1 fatia média de melão

Opção 3

- 2 pratos (sopa) creme de palmito com frango
- 2 torradas canapés

Opção 4

- Legumes sauté: 2 colheres (sopa) cheias de vagem + 2 colheres (sopa) cenoura refogada
- 1 fatia de bolo de frango *light*
- 1 pera com calda de hortelã

Opção 5

- 1 sanduíche natural de atum: 2 fatias de pão de forma *light* + alface americana + 2 rodelas de tomate + 1 colher (sopa) de atum conservada em água + 1 colher (sopa) de requeijão *light*
- 1 maçã média

Opção 6

- 1 prato (sopa) de lentilha com acelga, macarrão e carne
- 4 torradas tipo canapés
- 1 copo de suco de abacaxi com hortelã (1 fatia fina de abacaxi)

Opção 7

- 1 copo de leite desnatado batido com ½ banana prata média + 1 colher (sopa) de aveia + 1 colher (sopa) de semente de linhaça
- 1 taça de gelatina de frutas *light*

Ceia

Opção 1

- 1 xícara (chá) de camomila
- 4 torradas tipo canapés
- 1 colher (chá) rasa de margarina *light*

Opção 2

- 1 fatia média de mamão

Opção 3

- 5 damascos secos

Opção 4

- 1 unidade pequena de goiaba

Opção 5

- 1 colher (sopa) cheia de uva passas

Opção 6

- 1 banana passa *light*

Opção 7

- 1 polenguinho *light*

Dieta de 1000 calorias

Cardápio 1

Café da manhã

- 1 fatia média de abacaxi
- 1 xícara de leite de soja
- ½ unidade de pão francês
- 1 ponta de faca "humilde" de manteiga *light*

Lanche da manhã

- 1 unidade média de banana-maçã

Almoço

- Salada: 1 prato raso de alface + 1 pires (chá) de nabo
- 2 colhereses (sopa) de arroz cozido
- 1 pires (chá) de brócolis refogado
- 1 coxa de frango pequena assada sem pele
- 1 taça de mousse *light* de morango

Lanche da tarde

- 1 unidade média de goiaba

Jantar

- 2 pratos de Sopa de creme de moranga com frango
- 3 torradas canapés

Cardápio 2

Café da manhã

- 1 banana média
- 1 xícara (chá) de ervas
- 2 fatias de pão de forma *light*
- 1 fatia fina de queijo branco
- 1 fatia fina de blanquet de peru

Lanche da manhã

- 1 copo (200 ml) de suco de melão com hortelã

Almoço

- Salada: 1 prato raso de rúcula com 1 fatia fina de manga picada
- 5 colheres (sopa) de abóbora – moranga com batata refogadas
- 1 unidade de ovo + 2 claras mexidos com ½ unidade de tomate
- 1 tangerina

Lanche da tarde

- ¾ de xícara (chá) de maçã seca

Jantar

- 2 pratos (sopa) de legumes com carne
- 6 torradas tipo canapés

Cardápio 3

Café da manhã

- 1 copo (200 ml) de suco de mamão (feito com ½ fatia pequena)
- 1 copo de iogurte de frutas *light*
- 1 colher (sopa) de aveia em flocos
- 4 uvas passas

Lanche da manhã

- 1 fatia grande de melancia

Almoço

- Salada: 1 unidade média de tomate + ½ unidade média de pepino
- 1 bife médio grelhado acebolado
- 2 colheres (sopa) de arroz com ervilha
- 1 taça de gelatina *light* de frutas

Lanche da tarde

- 2 polenguinhos *light*

Jantar

- 2 pratos (sopa) creme de cebola com carne
- 6 torradas tipo canapés

Cardápio 4

Café da manhã

- 1 unidade média de tangerina
- 1 xícara (chá) de leite desnatado com café
- 1 fatia de pão preto
- 1 fatia fina de peito de peru

Lanche da manhã

- 1 copo (200 ml) de iogurte *diet* de coco e ameixa

Almoço

- Refogado de: folhas de escarola + 2 colheres (sopa) de ervilha enlatada + 2 colheres (sopa) de mandioquinha cozida

- 1 pedaço médio de lombo de dourada assado com alcaparras
- 5 morangos

Lanche da tarde

- 1 xícara de chá de erva doce
- 2 biscoitos de água
- 1 colher (chá) rasa de margarina *light*

Jantar

- 2 pratos de Sopa de creme de milho com frango
- 4 torradas tipo canapés

Cardápio 5

Café da manhã = 200 calorias

- 4 ameixas secas
- 1 xícara (chá) (chá) verde
- 2 fatias de pão de forma integral *light*
- 2 colheres (chá) cheia de requeijão *light*

Lanche da manhã

- 1 unidade média de pera

Almoço

- Salada: 1 prato raso de agrião + 2 colheres (sopa) cheias de grão de bico + 1 stick de kani kama
- 3 colheres (sopa) de arroz integral
- 2 unidades médias de almôndegas ao sugo
- 1 unidade média de maçã assada

Lanche da tarde

- 1 copo (200 ml) de leite desnatado com 1 colher (chá) de achocolatado

Jantar

- 2 pratos de Canja
- 1 unidade pequena de banana prata assada com canela e adoçante

Cardápio 6

Café da manhã

- 1 copo (200 ml) de leite de soja batido com 5 morangos médios
- 3 torradas
- 1 colher (chá) de margarina *light*

Lanche da manhã
- 1 taça de salada de frutas

Almoço
- Salada: 1 prato raso de couve refogada com 1 unidade média de tomate
- 1 pegador de macarrão com brócolis
- 1 fatia grande de lagarto
- 1 taça de gelatina de abacaxi com 1 fatia pequena de abacaxi picado (este abacaxi deve ser cozido antes de adicionar a gelatina)

Lanche da tarde
- 1 copo (200 ml) de água de coco
- 2 biscoitos de amido de milho

Jantar
- 2 pratos de Sopa de creme de cenoura com frango
- 6 torradas tipo canapés

Cardápio 7

Café da manhã
- 1 xícara de chá de sua preferência
- 1 fatia média de mamão
- 1 pão francês sem miolo
- 1 fatia fina de presunto magro
- 1 fatia fina de mussarela

Lanche da manhã
- 1 banana passa coberta com chocolate *light*

Almoço
- Refogados com 1 colher (chá) rasa de margarina *light*: 1 prato raso de acelga + 3 colheres (sopa) de cenoura + 1 pires (chá) de ervilha
- 1 filé de frango grelhado
- 1 unidade média de batata cozida

Lanche da tarde
- 1 barra de cereal *light*

Jantar
- 1 prato de Sopa de lentilha com carne
- 1 pão francês sem miolo

CAPÍTULO 19

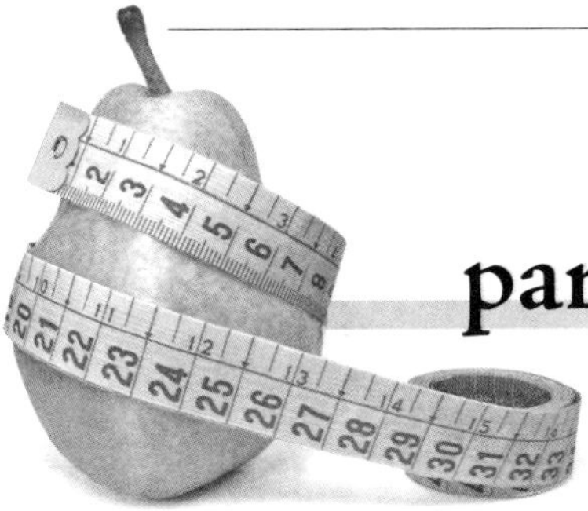

Dieta para gestantes

Peixes e frutos do mar são importantes para a gestante, pelo seu valor nutricional e medicinal. Apresentam em sua composição mais proteínas, menos calorias e menos gorduras por porção do que a maioria das carnes. As gorduras contidas nos peixes, na sua maioria, são poliinsaturadas, promovendo benefícios como a diminuição no desenvolvimento das doenças do coração. Todos os peixes são ricos em nutrientes, especificamente em vitaminas do complexo B. Os mais gordurosos são ricos em vitaminas A, D e K, além de fornecerem minerais como iodo, magnésio, cálcio, fósforo, ferro, potássio, cobre, etc.

Alguns especialistas recomendam o consumo de 3 ou mais porções por semana. Entretanto, para as gestantes, o consumo deve ser dos peixes mais magros para evitar o aumento de peso.

- Bacalhau, linguado – 85 gramas, têm por volta de 100 a 160 calorias (dependendo da preparação, pode aumentar o valor calórico). São ricos em vitamina B12 e ômega 3.
- Arenque, salmão e truta – 100 gramas têm por volta de 200 calorias (dependendo da preparação, pode aumentar o valor calórico). São ricos em vitamina B12 e ômega 3, além de conter pequenas quantidades de cálcio.
- Anchovas, sardinha e atum – 100 gramas têm por volta de 150 a 250 calorias (dependendo da preparação, pode aumentar o valor calórico). O atum contém pequena quantidade de ômega 3. A anchova, sardinha, salmão, truta, bacalhau, arenque, ovas de peixe, mexilhão e marisco são ricos em purinas, devendo ser evitados pelas pessoas que têm gota.

Calorias de alguns peixes

- Anchova à milanesa = 1 filé (100 g) = 210 calorias
- Anchova assada ou grelhada = 1 filé (100 g) = 160 calorias
- Arenque assado ou grelhado = 1 porção (100 g) = 200 calorias
- Atum em óleo comestível = 1 colher (sopa) (20 g) = 56 calorias
- Bacalhau assado ou grelhado = 1 posta (100 g) = 110 calorias
- Bacalhau cozido = 1 posta (100 g) = 100 calorias
- Badejo cozido = 2 filés (100 g) = 131 calorias
- Camarão frito grande = 5 unidades (100 g) = 310 calorias
- Camarão frito médio = 10 unidades (100 g) = 310 calorias
- Linguado assado ou grelhado = 1 filé (100 g) = 90 calorias
- Pescada = 1 filé (100 g) = 97 calorias
- Salmão assado ou grelhado = 1 filé (100 g) = 220 calorias

As gestantes podem consumir todos os peixes e fruto do mar, devendo suspender somente se já apresentarem algum histórico de alta sensibilidade ou alergia. Existem estudos relacionados à preocupação de que a grande ingestão de mercúrio existente principalmente em frutos do mar pode causar efeitos adversos ao desenvolvimento fetal, e isso fez com que o Food and Drug Administration (FDA) recomendasse às gestantes uma limitação na ingestão de peixes (não mais que duas refeições semanais).

Em estudos realizados, a restrição é para as espécies de peixe que contêm altos níveis de mercúrio, como o peixe-espada, o tubarão, o arenque e o cação. Essas e outras espécies vivem nas partes mais profundas dos mares e, por isso, têm maior tempo de exposição ao metil-mercúrio, um tipo de mercúrio nocivo para a saúde do feto e bebês. O mercúrio está presente no ar e, no contato com o mar, transforma-se em metil-mercúrio. Ao alimentar-se, o peixe absorve essa substância. Entretanto, não há muitos pronunciamentos a esse respeito. Estudos futuros podem acrescentar informações dietéticas relacionadas aos pescados para as gestantes.

CAPÍTULO 20

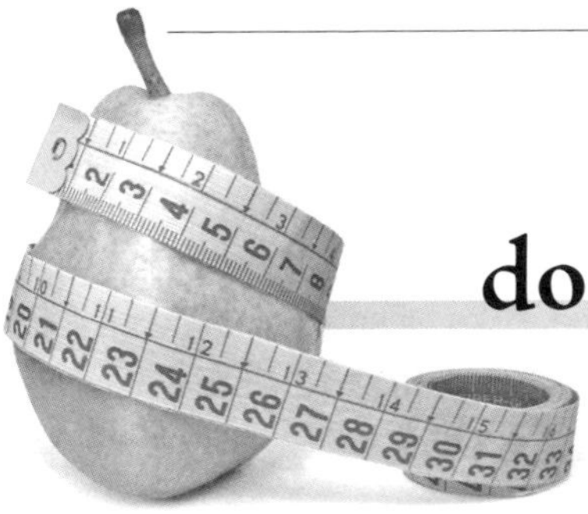

Dieta do climatério

Para evitar os desconfortos do climatério e também para evitar doenças como osteoporose, é recomendado uma dieta com dois cardápios, um de 900 e outra de 1800 calorias aproximadamente.

Dieta de aproximadamente 1800 calorias

Cardápio 1

Café da manhã

- 1 copo de suco de mamão com cenoura
- 1 copo de iogurte de frutas
- 4 bisnaguinhas
- 1 colher (sopa) de margarina

Lanche da manhã

- 2 fatias grandes de melancia

Almoço

- Salada:1 pires (chá) de escarola + 2 colheres (sopa) de cenoura ralada + 2 colheres (sopa) de couve-flor cozida picada + 2 sticks de kani kama + 1 colher (chá) de azeite
- 4 colheres (sopa) de risoto de espinafre
- 3 colheres (sopa) de couve refogada
- 3 fatias médias de peito de peru ao molho de pêssego
- 1 laranja

Lanche da tarde

- 1 xícara de chá de erva doce
- 3 unidades de biscoito de água e sal
- 4 avelãs

Jantar

- Panaché de legumes: 2 colheres (sopa) de cenoura cozida + 2 colheres (sopa) de moranga cozida + 2 colheres (sopa) de ervilha + 1 colher (chá) cheia de azeite extra virgem
- 3 colheres (sopa) de arroz integral cozido com 1 colher (sobremesa) de milho
- 1 filé médio de frango grelhado ao molho de alho-poró
- 1 figo seco

Cardápio 2

Café da manhã

- 1 taça de salada de frutas
- 2 colheres (sopa) de aveia em flocos
- 6 uvas passas
- 1 xícara (chá) de leite com café
- 2 broinhas de fubá

Lanche da manhã

- 1 copo (200 ml) de suco de melão com hortelã
- 1 fatia de pão de forma integral
- 1 colher (sopa) de requeijão

Almoço

- Salada: 1 prato raso de alface + 1 tomate + 1 cebola picada + 2 colheres (sopa) de milho
- 4 colheres (sopa) de arroz integral
- 2 colheres (sopa) de lentilha
- 2 filés médios de linguado assado ao molho branco

Lanche da tarde

- 1 copo (200 ml) de coalhada

Jantar

- 1 prato raso de salada de acelga com almeirão
- 2 pedaços de suflê de legumes

- 1 filé de frango grelhado acebolado
- 1 taça de gelatina colorida com iogurte

Cardápio 3

Café da manhã

- 1 copo (200 ml) de iogurte natural com mel
- ½ xícara (chá) de cereal integral
- 3 bisnaguinhas
- 1 colher (chá) de margarina

Lanche da manhã

- 1 maçã média
- 1 barra de cereal

Almoço

- Salada: 2 colheres (chá) cheia de soja com cheiro-verde + 1 colher (chá) de azeite extra virgem
- 2 panquecas de frango com molho ao sugo
- 1 fatia média de abacaxi com raspas de limão

Lanche da tarde

- 1 xícara (chá) de leite com café
- 1 pão francês sem miolo
- 1 colher (chá) cheia de manteiga *light*

Jantar

- Salada: 1 prato raso de rúcula com 1 fatia fina de manga
- 2 conchas médias cheias de Sopa de ervilha
- 2 fatias de pão de forma integral
- 1 kiwi

Cardápio 4

Café da manhã

- 2 fatias médias de abacaxi
- ½ xícara (chá) de leite com café
- 1 pão francês
- 1 fatia média de queijo branco
- 2 fatias de presunto de peru

Lanche da manhã

- 1 copo (200 ml) de iogurte de cenoura, laranja e mel

Almoço

- Salada: 1 prato raso de endívia + 2 colheres (sopa) de cenoura ralada + 2 colheres (sopa) de beterraba cozida + 1 colher (chá) de azeite extra virgem
- 1 unidade de berinjela recheada com ricota
- 2 colheres (sopa) de arroz com gergelim
- 1 taça de vinho

Lanche da tarde

- 1 copo (200 ml) de suco de soja
- 2 biscoitos de água e sal
- 1 colher (sobremesa) de *cream cheese*

Jantar

- Salada: 1 tomate + alho-poró ralado + 1 colher (chá) de azeite extra virgem
- 2 postas de cação ao molho de soja
- 1 batata média sauté

Cardápio 5

Café da manhã

- 1 fatia grande de melão
- 1 copo (200 ml) de leite de soja
- 3 fatias de pão de forma integral
- 2 colheres (sopa) de queijo cottage
- 3 fatias de lombo defumado

Lanche da manhã

- 8 damascos
- 4 amêndoas

Almoço

- Salada com folhas de agrião + 2 sticks de kani kama
- 2 pegadores de macarrão com rúcula, tomate seco e ricota
- 3 flores grandes de couve-flor gratinada com molho branco
- 1 taça de salada de frutas

Lanche da tarde

- 1 copo (200 ml) de suco de maçã com gotas de limão
- 1 fatia média de bolo de laranja

Jantar

- 3 colheres (sopa) cheias de salada de legumes com maionese (1 colher (chá) cheia)
- Sanduíche: 1 pão francês + 2 fatias de peito de peru + 2 fatias de mussarela + 2 fatias de tomate + Orégano a gosto

Cardápio 6

Café da manhã

- 1 copo (200 ml) de leite batido com 1 fatia pequena de mamão
- 4 torradas integrais
- 2 colheres (sopa) de *cream cheese*

Lanche da manhã

- 1 taça de salada de frutas
- 2 colheres (sopa) de granola

Almoço

- Salada: 6 colheres (sopa) de brócolis picado + 2 unidades de castanha-do-pará picada + 1 colher (chá) de azeite extra virgem
- 4 colheres (sopa) de arroz com ervilha (1 colher (chá) cheia)
- 1 hambúrguer de frango
- 6 damascos secos

Lanche da tarde

- 1 manga média
- 1 copo (200 ml) de leite de soja

Jantar

- Salada: 2 colheres (sopa) de grão-de-bico com tomate + 1 colher (chá) de azeite extra virgem
- 2 pegadores de tortiglione com iscas de salmão
- 1 ameixa vermelha

Cardápio 7

Café da manhã

- 1 copo (200 ml) de suco de goiaba
- 1 copo (200 ml) de iogurte de frutas
- 1 fatia média de bolo de fubá
- 1 colher (chá) de margarina

Lanche da manhã

- 5 biscoitos de amido de milho
- 1 leite fermentado

Almoço

- 1 prato raso de alface + broto de alfafa + 1 bolinha de mussarela de búfala
- 1 fatia média de cuscuz de frango
- 1 laranja em calda

Lanche da tarde

- 8 unidades de castanha-do-pará
- 1 xícara (chá) de leite com achocolatado

Jantar

- 1 copo (200 ml) de leite de soja batido com ½ fatia pequena de mamão + ⅓ de banana prata + 2 colheres (sopa) de aveia em flocos
- 2 torradas
- 1 colher (sopa) de queijo branco cremoso temperado com orégano, sal e 1 colher (chá) de azeite

Cardápio de aproximadamente 900 calorias

Café da manhã (200 calorias)

Opção 1

- 1 copo (200 ml) de iogurte *light* batido com 5 morangos
- 2 biscoitos salgados com gergelim
- 1 colher (chá) de requeijão *light*

Opção 2

- 1 vitamina com ½ xícara (chá) de leite de soja + 1 fatia pequena de mamão + 1 colher (sopa) de aveia
- 2 torradas integrais *light*

Opção 3

- 1 taça com salada de frutas (½ banana prata pequena + ½ maça + 1 fatia pequena de mamão)
- 1 copo de iogurte de frutas
- 1 colher (sopa) de aveia em flocos

Opção 4

- 1 fatia pequena de mamão
- 6 torradas canapés
- 1 colher (chá) de geleia *light*
- 1 xícara (chá) de capuccino *light*

Opção 5

- 1 tangerina
- 1 xícara de chá de maçã com gengibre
- 1 colher (sopa) de *cream cheese light*
- 2 fatias de pão de forma *light* (de 30 calorias)

Opção 6

- 1 fatia de abacaxi
- 1 xícara (chá) de leite desnatado com café
- ½ pão francês sem miolo
- 1 colher (sopa) de queijo cottage

Opção 7

- 4 damascos
- 2 colheres (sopa) de granola sem açúcar
- 1 xícara de chá de menta com chocolate
- 1 fatia média de ricota

Lanche da manhã ou da tarde (100 calorias)

- 1 cacho pequeno de uva (10 bagos) ou
- 3 unidades de ameixa vermelha ou
- 1 laranja + 1 carambola ou
- 1 copo (200 ml) de iogurte de frutas *light* ou
- 2 polenguinhos *light* ou
- 3 biscoitos de amido de milho + 1 xícara de chá verde ou
- 1 copo (250 ml) de suco de mamão com cenoura e hortelã (⅓ cenoura pequena + ½ fatia pequena + 200 ml de água. Bater no liquidificador) ou
- 1 barra de cereal *light* ou
- 1 fatia média de mamão + 1 colher (sobremesa) rasa de aveia em flocos ou

- 2 biscoitos de amido de milho + ½ xícara (chá) de leite com café ou
- 1 fatia de melancia grande ou
- 1 xícara de chá de camomila com erva doce + 1 fatia de pão de forma integral *light* + 1 fatia fina de ricota temperada ou
- 9 ameixas secas + 1 banana prata média

Almoço (300 calorias)

Opção 1

- Salada: 1 prato raso de salada de agrião com 3 colheres (sopa) de cenoura ralada, 1 colher (sopa) de ervilha + 2 colheres (sopa) de figo seco
- 1 pedaço grande de lasanha de abobrinha
- 1 taça de vinho

Opção 2

- Salada: 1 prato raso de alface com radicchio + 1 colher (sopa) de manga picada + 1 fatia de ricota + 2 colheres (sopa) de broto de alfafa
- 2 canelones de ricota com espinafre e molho branco
- 1 fatia pequena de abacaxi

Opção 3

- 1 prato raso de salada de folhas
- 2 escumadeiras rasas de nhoque à bolonhesa
- 1 gelatina de frutas *light*

Opção 4

- Salada: 1 prato raso de alface com endívias
- 2 pegadores médios de macarrão com filé mignon e legumes
- 1 copo (200 ml) de suco de uva

Opção 5

- 1 fatia de pizza de escarola
- 1 maçã pequena

Opção 6

- 2 pegadores de Penne com iscas de salmão, ervilha e molho branco
- 1 taça de vinho

Opção 7

- Salada: 1 prato raso de alface + 1 fatia de abacaxi picada + 2 colheres (sopa) de beterraba cozida + 2 palmitos
- 1 panqueca média de carne
- 1 taça de gelatina com pedaços de maçã

Jantar (200 calorias)

Opção 1

- 1 omelete (1 ovo e 2 claras) com 1 fatia de peito de peru, ½ tomate e 1 fatia fina de queijo branco *light*
- 1 prato (sobremesa) de acelga refogada
- 1 fatia media de melão

Opção 2

- 1 prato fundo (sopa) de mandioquinha com carne
- 1 torrada
- 1 copo (200 ml) de suco de uva

Opção 3

- Pizza de alface: 1 pão sírio pequeno + 1 colher (chá) de molho de tomate + 1 fatia de mussarela + folhas de alface americana temperada com orégano e 1 colher (chá) rasa de maionese *light* + 1 colher (sopa) de peito de peru
- 2 damascos secos

Opção 4

- 1 prato (sobremesa) com couve-flor e brócolis cozidos gratinado no forno com cubinhos de queijo branco (1 fatia grande de queijo) e ervas à vontade
- 1 filé médio de pescada assado com salsa e alcaparras
- 4 morangos

Opção 5

- 1 prato de salada de alface + 2 colheres (sopa) de moranga + 2 colheres (sopa) de berinjela
- 1 pimentão grande recheado com carne moída e arroz
- 6 jabuticabas

Opção 6

- 1 prato raso de salada de folhas
- 4 colheres (sopa) de risoto de camarão
- 1 maçã pequena assada com canela

Opção 7

- Legumes refogados: 3 colheres (sopa) de cenoura com vagem
- 1 prato (sopa) de lentilha com acelga, macarrão e carne
- 1 taça de gelatina

CAPÍTULO 21

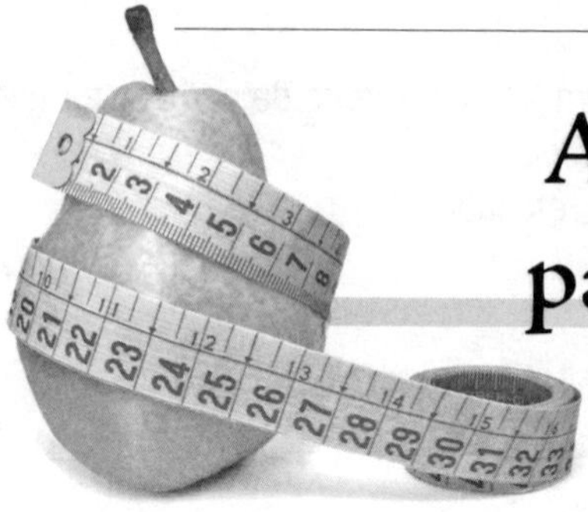

Alimentos para beleza

Aveia

Entre os diversos benefícios atribuídos à aveia, destaca-se o alto teor de b-glucanas, que são fibras hidrossolúveis e resistentes aos processos digestivos, com a propriedade de formar soluções viscosas e géis quando em contato com água. Esse mecanismo promove a diminuição da absorção do bolo alimentar e retardo do esvaziamento gástrico, resultantes da adesão de líquidos às suas fibras solúveis e aumento na viscosidade do quimo, diminuindo sua digestão pelas enzimas pancreáticas. A consequência disso é a redução do índice glicêmico dos alimentos ingeridos e a absorção de colesterol.

Na aveia, destacam-se nutricionalmente os ácidos oleico e linoleico e vitaminas, por sua ação antioxidante. Na culinária, o uso da aveia é incentivado como parte da ingestão de carboidratos, no preparo de mingaus e, vitaminas, complementando frutas, e também como ingrediente de preparações salgadas, como tortas, bolos e sopas.

Na indústria cosmética, a aveia é utilizada na preparação de hidratantes e esfoliantes naturais. Tem a função de limpar a pele de células mortas, remover a sujeira diária sem retirar a oleosidade natural. Os grãos de limpeza têm efeito esfoliante. O farelo de aveia é utilizado para um abrasivo suave e aveia em flocos para um abrasivo mais forte.

Vinho

O vinho tinto é fabricado com a casca e semente da uva, que contém substâncias antioxidantes. É rico em vitaminas do complexo B, que ajudam na eliminação e queima das proteínas. Ocorre a transformação da homocisteína, aminoácido não essencial que interfere na acidez do sangue, e em outras substâncias que são facilmente eliminadas pela urina. Substâncias encontradas na uva, como o revesterol e o resveratrol são aliadas contra a homocisteína.

O vinho com concentrado de polifenóis, mais poderoso que as vitaminas E e C no combate ao radical livre, também aumenta a resistência dos vasos sanguíneos, ativa a circulação do sangue e protege as fibras que dão sustentação à pele. Também pela concentração das vitaminas do complexo B mais minerais como potássio, ferro, manganês, cálcio, magnésio, cobre, fósforo, zinco e sódio que atuam na inibição da homocisteína no sangue.

Na cosmética é utilizado para esfoliação e tonificação da pele. O tratamento é indicado para combater a celulite, edemas e contraindicado para quem tem pressão alta, varizes e problemas cardíacos.

Soja

A soja é um alimento considerado funcional por apresentar, além de funções nutricionais básicas, efeitos benéficos à saúde, reduzindo os riscos de algumas doenças crônicas e degenerativas. É rica em proteínas de boa qualidade, possui ácidos graxos poliinsaturados e compostos fitoquímicos como: isoflavonas, saponinas, fitatos, entre outros. É uma excelente fonte de minerais como: cobre, ferro, fósforo, potássio, magnésio, manganês e vitaminas do complexo B.

Entre os efeitos fitoterápicos destacam-se alguns tipos de câncer como: mama, colo de útero e próstata, bem como das doenças cardiovasculares. O FDA, órgão que regulamenta a produção de alimentos e medicamentos nos Estados Unidos, recomenda a ingestão diária de 25 gramas de proteína de soja, que corresponde à aproximadamente 60 gramas de grãos de soja, para o controle dos níveis de colesterol e triglicérides reduzindo, assim, os riscos de enfarto, trombose, aterosclerose e acidentes vasculares cerebrais (AVC).

No Brasil, a Agência Nacional de Vigilância Sanitária (Anvisa), que licencia medicamentos, cosméticos e alimentos, reconhece a eficácia das isoflavonas contra os fogachos da menopausa e o colesterol. Na cosmetologia, as isoflavonas na pele também prometem melhora da hidratação, assim como nas fibras de colágeno que dão sustentação à pele.

Mel

O mel é um alimento natural puro, de riquíssimo valor nutritivo, que quando ingerido pelo organismo humano é imediatamente assimilado. A glicose e a frutose do mel passam diretamente para o sangue. Além disso, o mel contém substâncias importantes e indispensáveis ao nosso organismo como: maltose, sacarose, açúcares superiores, enzimas como amilase, invertase, catalase, peroxidase, lipase e sais como cálcio, sódio, potássio, magnésio, ferro, cloro, fósforo, enxofre e iodo.

O cálcio e o fósforo são necessários para a formação dos ossos e dentes. O sódio e o potássio são íons importantes para o equilíbrio osmótico e transporte através das membranas celulares. O ferro entra na composição da hemoglobina do sangue, importante no transporte de oxigênio. O uso em cosméticos tem a finalidade de auxiliar a hidratação e limpeza da pele, pois é emoliente e cicatrizante.

Como ficar magra e "durinha" para colocar biquini

10 dias antes

Passar a consumir alimentos que são considerados aceleradores do metabolismo energético ou termogênicos, ou seja, que estimulam a taxa do metabolismo basal, aumentando a velocidade com que o organismo queima as calorias. Os alimentos considerados termogênicos são pimenta vermelha, mostarda, gengibre, vinagre de maçã, acelga, aspargos, couve, brócolis, laranja, kiwi, cafeína, guaraná, chá verde, etc. Eles auxiliam no processo de emagrecimento por estimular o metabolismo.

Aumentar o consumo de água e de alimentos desintoxicantes, que são aqueles cujo teor de água é elevado. A quantidade de líquido a ser ingerida é fundamental porque a água tem propriedades importantes para o equilíbrio corporal. É um lubrificante, fonte de energia, possibilita interação de substâncias e participa da regulação da temperatura corporal. A ingestão diária deve ser 6 a 8 copos por dia podendo ser aumentado para 10 copos por dia. No entanto, pode-se variar entre água, chás e sucos (de baixa caloria). Algumas pessoas não gostam de consumir água pura, logo, podem colocar em uma jarra cascas de abacaxi, limão, laranja ou folhas de hortelã para deixá-la com um aroma mais agradável e saboroso.

5 dias antes

Pode-se diminuir a quantidade de carboidratos no jantar, pois nesse horário, a necessidade energética é menor e o excesso de carboidratos é convertido em triglicérides. Portanto, dê preferência a verduras, legumes e grelhados, facilitando o processo de digestão. Aumentar o consumo de chás que favorecem o processo de digestão e emagrecimento como: bardana, 18 ervas, centella asiática, cavalinha, carqueja, chá verde, hibiscus e graviola.

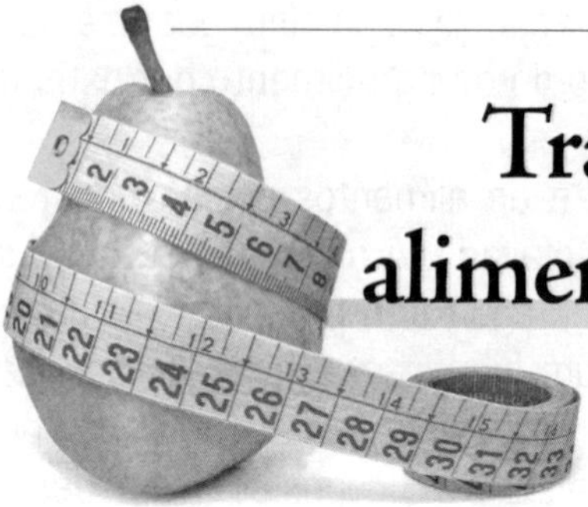

Transformando alimentos tradicionais em *light*

Arroz

Preparar o arroz cozido sem óleo, fritando os temperos no shoyo *light*. Vale lembrar que 1 colher (sopa) de gordura contém aproximadamente 90 calorias, enquanto 1 colher (sopa) de shoyo *light* contém 3 calorias. Arroz cozido com repolho: substituir metade dos grãos pelo repolho cortado em fatias bem finas. Nessa substituição, 1 colher (sopa) é correspondente a 14 calorias, enquanto 1 colher (sopa), sem o repolho, é equivalente a 28 calorias.

Estrogonofe

Uma colher (sopa) de estrogonofe com creme de leite contém, aproximadamente, 87 calorias. Preparando o estrogonofe com iogurte natural desnatado, 1 colher (sopa) passa a conter, aproximadamente, 60 calorias.

Omelete

Uma omelete preparada com um ovo inteiro (clara e gema) contém 111 calorias. Se preparada com um ovo, porém, só com a clara, contém 15 calorias. Preparar em frigideira antiaderente sem gordura. Sugestão: passar com papel toalha um pouquinho de margarina *light* antes de fazer a omelete para facilitar o preparo.

Pão francês

Uma unidade inteira com miolo (50 g) tem 135 calorias. Uma unidade inteira sem miolo (20 g) tem 80,7 calorias aproximadamente.

Sopa de abóbora

Cem gramas (sopa) de abóbora contêm aproximadamente 70 calorias. A mesma quantidade (sopa) de moranga contém aproximadamente 19 calorias.

Pão de forma

Com 1 fatia de pão de forma, pode-se fazer duas. Dourar os dois lados da fatia e cortar cuidadosamente ao meio (na horizontal) com uma faca de serra. Duas fatias têm aproximadamente 120 calorias. Uma fatia contém a metade, 60 calorias.

Suco

Suco de laranja puro feito com 4 unidades totaliza aproximadamente 173 calorias. Já o suco de 1 laranja com 1 fatia média de mamão e água tem 79 calorias.

Tempero para salada

Uma colher (sopa) de azeite tem 90 calorias. Para baratear o custo, pode-se substituir pelo óleo de soja.

Temperos *light*

Uma colher (sopa) de limão, água, salsinha, cebolinha, cebola e tomate contém menos que 7 calorias.

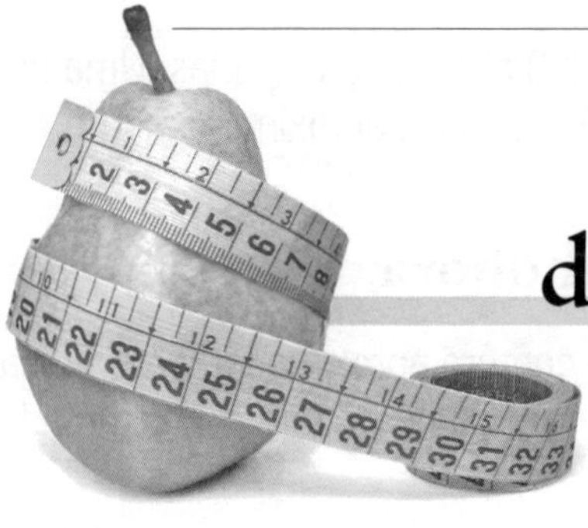

Tabela de calorias

Pães, massas, biscoitos, carboidratos e farinhas

Alimentos	Medidas caseiras	Gramas	Calorias
Aipim cozido	2 colheres (sopa)	40 g	48
Amido de milho	2 colheres (sobremesa)	12 g	42
Arroz cozido	2 colheres (sopa)	50 g	82
Arroz integral cozido	2 colheres (sopa)	40 g	103
Aveia em flocos	2 colheres (sopa)	30 g	110
Batata doce	2 colheres (sopa)	60 g	62
Batata in glesa cozida	1 unidade pequena	70 g	60
Biscoito água e sal	3 unidades	24 g	95
Biscoito aveia e mel	3 unidades	16 g	80
Biscoito *cream cracker*	3 unidades	21 g	91
Biscoito de amido de milho	4 unidades	20 g	81
Biscoito tipo maria	4 unidades	24 g	97
Biscoito waffer	2 unidade	20 g	100
Cereal em barra *light*	1 unidades	25 g	70
Farelo de trigo	2 colheres (sopa)	18 g	55
Farinha de trigo	2 colheres (sopa)	20 g	71
Granola	2 colheres (sopa)	22 g	88
Inhame cozido	1 colher (sopa)	22 g	23
Macarrão cozido	3 colheres (sopa)	75 g	82
Milho verde enlatado	2 colheres (sopa)	48 g	45
Pão árabe	½ unidade grande	40 g	107
Pão de forma	1 fatia	25 g	67
Pão de forma *li ght*	1 fatia	25 g	50
Pão de hambúrguer	½ unidade	35 g	94
Pão francês com miolo	1 unidade	50 g	135
Pão francês sem miolo	1 unidade	30 g	87
Pão integral	1 fatia	25 g	70
Torrada tipo canapé	5 unidades	35 g	40

Frutas

Alimentos	Medidas caseiras	Gramas	Calorias
Abacaxi	1 fatia média	75 g	44
Abacate	1 colher (sopa)	25 g	42
Acerola	12 unidades	144 g	46
Ameixa vermelha	3 unidades grande	75 g	39
Ameixa preta fresca	1 unidade média	85 g	36
Ameixa seca	5 unidades	25 g	47
Amora silvestre	½ copo	100 g	61
Banana-maçã	1 unidade pequena	50 g	57
Banana-nanica	1 unidade pequena	50 g	58
Banana-prata	1 unidade pequena	30 g	30
Caqui	1 unidade pequena	50 g	44
Carambola	1 unidade média	130 g	37
Cereja	5 unidades	50 g	49
Coco ralado fresco	1 colher (sopa)	20 g	50
Damasco seco	5 unidades	35 g	46
Figo	1 unidade média	55 g	38
Figo seco	1 unidade	30 g	60
Framboesa	4 colheres (sopa)	80 g	48
Frutas cristalizadas	1 colher (sopa)	20 g	62
Fruta do conde	1 unidade pequena	40 g	43
Goiaba branca	1 unidade pequena	60 g	35
Goiaba vermelha	1 unidade pequena	60 g	46
Jabuticaba	137 unidades	85 g	41
Jaca	6 bagos	72 g	49
Jambo	2 unidades médias	80 g	45
Kiwi	1 unidade média	76 g	51
Laranja	1 unidade pequena	90 g	43
Limão	4 unidades	130 g	48
Maçã	1 unidade pequena	80 g	52
Maçã seca	½ xícara (chá)	75 g	47
Mamão formosa	1 fatia média	150 g	54
Mamão papaya	½ unidade pequena	135 g	48
Manga espada	1 unidade pequena	60 g	39
Maracujá	1 unidade média	45 g	45
Maracujá doce	1 unidade (polpa)	35 g	39
Melancia	1 fatia média	200 g	48
Melão	2 fatias médias	180 g	50
Morango	6 unidades grandes	120 g	48
Nectarina	1 unidade pequena	70 g	45
Pera	1 unidade pequena	50 g	31
Pêssego	1 unidade média	60 g	29
Tangerina	1 unidade pequena	100 g	48
Uva rubi	6 unidades médias	48 g	36
Uva passa	34 unidades	10 g	31

Hortaliças e legumes crus e cozidos

Alimentos	Medidas caseiras	Gramas	Calorias
Abóbora	4 colheres (sopa)	100 g	16
Abóbora cozida	2 colheres (sopa)	50 g	20
Abóbora-moranga	4 colheres (sopa)	100 g	19
Abobrinha cozida	1 xícara (chá)	130 g	20
Acelga	10 colheres (sopa) picada	60 g	20
Acelga cozida	10 colheres (sopa)	125 g	21
Agrião	1 pires (chá)	100 g	13
Alface	4 folhas	40 g	8
Alfafa	½ xícara (chá)	25 g	19
Alho-poró cozido	½ xícara (chá)	50 g	15
Almeirão	1 pires (chá)	50 g	14
Aspargo cozido	4 talos	40 g	8
Aspargo conserva	4 talos	40 g	8
Azeitona preta	2 unidades	6 g	8
Azeitona verde	2 unidades	8 g	8
Batata doce assada	1 colher (sobremesa)	15 g	21
Batata inglesa cozida	1 colher (sobremesa)	30 g	26
Berinjela cozida	2 colheres (sopa)	50 g	14
Beterraba ralada	2 colheres (sopa)	32 g	15
Beterraba cozida	2 colheres (sopa)	50 g	22
Brócolis cozidos	3 colheres (sopa)	60 g	17
Broto de bambú	½ xícara (chá)	35 g	8
Broto de feijão	4 colheres (sopa)	60 g	17
Cará cozido	1 colher (sobremesa)	15 g	18
Cebola crua	2 colheres (sopa)	20 g	8
Cebola cozida	2 colheres (sopa)	25 g	10
Cenoura crua	2 colheres (sopa)	24 g	11
Cenoura cozida	1 colher (sopa)	25 g	13
Cenoura em conserva	1 colher (sopa)	20 g	8
Chicória	½ pires (chá)	50 g	10
Chuchu cozido	2 colheres (sopa)	40 g	17
Cogumelo em conserva	3 colheres (sopa)	60 g	9
Cogumelo shitake	½ unidade	25 g	15
Couve-chinesa cozida	½ xícara (chá)	85 g	10
Couve-de-bruxelas	1 pires (chá)	170 g	19
Couve-flor cozida	1 flor	33 g	13
Couve manteiga	1 folha	20 g	10
Inhame cozido	1 colher sopa	22 g	23
Jiló cozido	1 colher (sopa) cheia	60 g	31
Milho verde enlatado	1 colher (sopa) cheia	24 g	22
Nabo	½ pires (chá)	50 g	17
Palmito em conserva	½ pires (chá)	50 g	13
Pepino cru com casca	1 unidade média	150 g	21
Pepino cru sem casca	1 unidade média	150 g	5
Pimentão verde cru	1 unidade média	50 g	14
Pimentão verde cozido	1 unidade média	50 g	15
Quiabo cozido	5 unidades	50 g	15
Rabanete	1 pires (chá)	100 g	16
Repolho cru	½ pires (chá)	50 g	12
Repolho cozido	1 pires (chá)	50 g	10
Tomate maduro	1 unidade	100 g	20
Vagem cozida	½ pires (chá)	50 g	21

Leite e derivados

Alimentos	Medidas caseiras	Gramas	Calorias
Cream cheese	2 colheres (sopa)	50 g	125
Cream cheese light	2 colheres (sopa)	50 g	95
Creme de leite *light*	2 colheres (sopa)	30 g	51
Iogurte desnatado	1 copo	200 ml	70
Leite de búfala	½ xícara (chá)	100 ml	105
Leite de soja	1 xícara (chá)	200 ml	66
Leite desnatado	1 copo tipo requeijão	250 ml	87
Leite fermentado	1 unidade	80 ml	50
Leite em pó desnatado	2 colheres (sopa)	20 g	72
Leite semidesnatado	1 xícara (chá)	200 ml	96
Leite tipo C	1 copo	200 ml	122
Queijo brie	1 fatia média	30 g	100
Queijo camembert	1 fatia média	30 g	90
Queijo cheddar	1 fatia média	20 g	80
Queijo cottage	3 colheres (sopa)	60 g	57
Queijo de soja tofu	2 fatias média	56 g	82
Queijo branco fresco	1 fatia média	30 g	72
Queijo branco *light*	1 fatia média	30 g	45
Queijo mussarela	1 fatia média	20 g	65
Queijo parmesão	1 colher (chá)	4 g	15
Queijo polenguinho	1 unidade	20 g	66
Queijo prato	1 fatia fina	10 g	39
Queijo roquefort	1 fatia média	20 g	74
Requeijão	1 colher (sopa)	15 g	43
Requeijão *light*	2 colheres (sopa)	30 g	56
Ricota	1 fatia média	30 g	52

Açúcares

Alimentos	Medidas caseiras	Gramas	Calorias
Açúcar mascavo	1 colher (chá)	5 g	18
Açúcar refinado	1 colher (chá)	5 g	20
Cacau em pó	1 colher (sopa)	10 g	40
Chocolate em pó	1 colher (sopa)	10 g	35
Geleia de frutas	1 colher (sopa)	20 g	50
Geleia de frutas *diet*	1 colher (sopa)	20 g	15
Glucose de milho	1 colher (sopa)	20 g	57
Mel	1 colher (sopa)	20 g	61

Carnes e ovos

Alimentos	Medidas caseiras	Gramas	Calorias
Atum em conserva	2 colheres (sopa) cheias	32 g	90
Bacalhau cozido	3 colheres (sopa) cheias desfiado	60 g	88
Badejo	1 filé médio	100 g	96
Bife	1 unidade pequena	60 g	137
Bife de fígado	1 unidade pequena	60 g	130
Cação	1 filé médio	100 g	129
Camarão	3 unidades grandes	90 g	91
Carneiro (magro)	1 pedaço médio	100 g	122
Carne de coelho	1 pedaço médio	100 g	152
Carne moída	2 colheres (sopa) cheias	50 g	97
Carne seca	1 pedaço pequeno	20 g	86
Costela de boi assada	1 pedaço pequeno	30 g	136
Costela de porco cozida	2 unidades pequenas	30 g	123
Dourado	1 filé médio	100 g	80
Filé de frango grelhado	1 unidade média	100 g	121
Filé de peixe cozido	1 unidade média	120 g	117
Filé mignon	1 filé pequeno	60 g	126
Frango assado	1 sobrecoxa média	65 g	78
Frango assado	2 coxas grandes	110 g	133
Frango ensopado	1 coxa grandes	55 g	70
Ovo de codorna	6 unidades	60 g	94
Ovo de galinha cozido	1 unidade	45 g	71
Peru	2 fatias médias	64 g	100
Salsicha	1 unidade média	50 g	146
Sardinha em conserva	1 unidade média	33 g	97

Adicionais energéticos: óleos, gorduras, açúcares e guloseimas

Alimentos	Medidas caseiras	Gramas	Calorias
Azeite de oliva e óleos	1 colher (chá)	2 g	22
Azeite de dendê	1 colher (chá)	2 g	22
Banha	1 colher (chá)	5 g	45
Gordura vegetal hidrogenada	1 colher (chá)	5 g	44
Manteiga	1 colher (sobremesa)	7 g	50
Margarina comum	1 colher (sobremesa)	7 g	52
Margarina *light*	1 colher (sobremesa)	7 g	24

Feijões e grãos

Alimentos	Medidas caseiras	Gramas	Calorias
Ervilha enlatada	2 colheres (sopa)	54 g	36
Ervilha vagem cozida	1 colher (sopa)	60 g	57
Feijão branco cozido	½ concha pequena	32 g	32
Feijão cozido (só grão)	½ concha pequena	30 g	33
Feijão cozido (só caldo)	2 conchas pequena	120 g	13
Feijão cozido (50% caldo/grão)	1 concha pequena	60 g	36
Feijão preto	1 concha pequena	65 g	44
Grão-de-bico	2 colheres (sopa)	44 g	59
Lentilha cozida	3 colheres (sopa)	54 g	56
Soja cozida	½ concha pequena	32 g	52

Adicionais energéticos: óleos, gorduras, açúcares e guloseimas

Alimentos	Medidas caseiras	Gramas	Calorias
Blanquet de peru	1 fatia média	30 g	39
Mortadela	½ fatia fina	20 g	66
Peito de chester defumado	1 fatia média	40 g	42
Peito de peru defumado	1 fatia média	40 g	38
Presunto cozido	1 fatia	30 g	54
Presunto de peru	1 fatia	30 g	31

Referências bibliográficas

AZEVEDO, A. O feitiço do corpo ideal. In: PASTORE, K. e CAPRIGLIONE, L. O feitiço do corpo ideal. *Revista Veja*, São Paulo, 1998, p. 64.

BROWN, P. e BENTLEY-CONDIT, V. Cultura, evolução e obesidade. In: PASTORE, K. e CAPRIGLIONE, L. O feitiço do corpo ideal. *Revista Veja*, São Paulo, 1998, p. 64.

CÂNDIDO, L. M. B. *Alimentos para fins especiais: dietéticos*. São Paulo: Livr. Varela, 1996. pp. 20-56.

CARLINI, M. P. *Avaliação nutricional e de qualidade de vida de pacientes submetidos à cirurgia bariátrica*. 2001. Tese (Mestrado em Engenharia de Produção) – Departamento de Engenharia de Produção, Universidade Federal de Santa Catarina. Florianópolis.

COUTINHO, W. *Transtornos alimentares e obesidade*, Porto Alegre: Ed. Artmed, 1998. pp. 197-206.

DÂMASO, A. *Obesidade*. 1. ed. São Paulo: Ed. Medsi. 2003.

GOCKEL, R. *Finalmente livre da compulsão alimentar*. São Paulo: Ed. Pensamento, 1992.

GONSALVES, P. E. *Alimentos que curam: alimentos – medicamentos*. IBRASA. São Paulo: Livr. Varela, 1996.

HALPERN, A. *Pontos para o gordo*. 1. ed. Rio de Janeiro: Ed. Record. 1999.

KAMEL, D. *Noções básicas de nutrição e psicologia*. 3. ed. Rio de Janeiro: Cultura Médica, 110 p.,1978.

MAHAN, L. K.; MENDELSON, M. K.; STUMP, S. E. *Alimentos, nutrição e dietoterapia*. 5. ed. São Paulo, 1995.

MARTINS, C. e col. *Pirâmide de alimentos. Manual do educador*. Curitiba: Nutroclínica, 1997.

MOTTA, D. G. e col. *Diabetes e alimentação: comer bem para viver melhor*. Disponível em http://www.portaldiabetes.com.br/conteudocompleto.asp?idconteudo=4092. 1997.

PASTORE, K. e CAPRIGLIONE, L. O feitiço do corpo ideal. *Revista Veja*. São Paulo, 4 fev. 1998. pp. 62-65.

POLITO, F. M. *O significado da obesidade na qualidade de vida do trabalhador obeso: vivendo preconceitos e buscando reconhecimento*. 2001. Tese (Mestrado em Engenharia de Produção) – Departamento de Engenharia de Produção e Sistemas, Universidade Federal de Santa Catarina. Florianópolis.

READER'S DIGEST. *Alimentos saudáveis – alimentos perigosos.* Tradução de Language Management International. Rio de Janeiro: Reader´s Digest Brasil, 2003.